世界自然遺産の島の医療史

戦前を生きた人びとと医師の物語

藤村 憲治
元屋久島町栗生診療所長

南方新社

まえがき

屋久島と筆者

筆者は、一九四六年屋久島町宮之浦に生まれ、一九六五年屋久島高等学校を卒業し、熊本大学医学部進学課程に入学しました。一九七一年卒業後は、熊本大学病院・旧国立熊本病院に勤務し、一九八八年から鹿児島市の民間総合病院へ勤務しました。その後、一九九六年旧屋久町栗生診療所に勤務し、二〇一二年同診療所を退職しています。

筆者が同診療所に勤務する決意をした大きな理由の一つは、一九九三年に出版された『屋久町郷土誌（第一巻）』の「中間協議決議録簿」に記録された、明治以降の「中間村」村民による医師雇用と村民生活の変遷に興味をひかれたことにあります。

一九九六年から二〇一二年までの約一六年間、離島医療の推移を経験してきました。その間、屋久島西部と称される当地域の診療所の歴史と自分の診療内容を記録することを意識的に行ってきました。前者については、二〇〇〇年『屋久町栗生診療所要覧＝明治以降の西部地区医療の概要＝』（以降、『要覧』と略記）、後者については、二〇〇七年『屋久町栗生診療所要覧Ⅱ＝一〇年の歩みと離島医療概要＝』を編集し、その概要をまとめました。

二〇一二年、六五歳「定年」規定を機に、自分の経験をもとに、転換期にあると考えた離島医療を整理・総括したいと思い、「離島の高齢地域で人々はどのように死を迎えるのか――超高齢社会での在宅死の可能条件の検討――」という研究計画を提出し、鹿児島大学大学院人文社会学研究科に入学しました。しかし、当初の計画を変更し、『「老衰」の社会的研究に関する研究――死因「老衰」の現代的意味を問う――』（平成二五年度鹿児島大学大学院人文社会科学研究科）という修士論文となりました。さらに、二〇一八年に、『死因「老衰」とは何か――日本は「老衰」大国、「老衰」では死ねないアメリカ』という著書を出版しました。

著書の出版が一段落した頃より、町立診療所の歴史は旧下屋久村から屋久島全島の「医療史」へと広がりました。屋久島で生まれ、ふたたび帰り、この地で生涯を終える筆者ができることは、歴史を掘り起こし、屋久島に生きてきた医師たちと住民の物語を紡ぐことと考え、本書を脱稿しました。

明治と筆者

なぜ明治、戦前なのだろうか。筆者の父母は、いずれも明治末期（明治四一、四二年）生まれです。大学入学時に「戸籍謄本」を取り寄せたことがあります。そのなかで、父の旧姓は「松田」、母の旧姓は「矢野」なのに、自分が「藤村」姓となっていることをはじめて知りました。また、家族は五男一女の六人きょうだいと思っていましたが、「戸籍謄本」では、七男二女の九人きょうだいであったこともはじめて知りました。長男は昭和四年に生後一二日で、長女は昭和六年に生後一年一カ月で、四男は昭和一五年に生後四年で死亡していることが記録されていました。

「戸籍謄本」では、両親の曾祖父母までたどれました。父の曾祖父母は安政元年と四年に生まれた屋久島の人であり、母の曾祖父母は鹿児島から明治三七年に屋久島に転籍していることがわかります。また、母の曾祖父は鹿児島市清水町、曾祖母は日置郡伊作村出身で、嘉永六年（一八五三）に婚姻届けが出されていることまで記録されていました。

父は戦争体験者でしたが、筆者が熊本に行くことになった時、はじめて「熊本の練兵隊」に所属していたことを話してもらったことのみで、そのほかは多くを語りませんでしたし、筆者自身も聞くことはなく、平成元年に他界しました。母は自身の曾祖母が「武士の娘」であったこと、箪笥（たんす）の中には「短刀」があったことを話していましたが、それについても深く聞くことなく、平成五年に他界しました。

今回の資料収集に際して、明治・大正の時代考証は非常に困難であることがわかりました。数集落で聞き取り調査を行いましたが、明治・大正の医療に関する記憶はほとんどの人びとにはありませんでした。二十数年前に聞き取り調査をした時は、おぼろげながらも確認できることがありました。二〇年前は明治三九年生、現在は大正七年生が最高齢者でした。聞くべきチャンスを逃すと、人びとの記憶からの歴史構成は不可能になることを早く気づくべきでした。

なお、筆者が戦前と表記する時は、「明治・大正・昭和戦前期」をふくめています。

『郷土誌』と「医籍」

『屋久町郷土誌』は全四巻で、その第三巻は平成一五年発行となっており、「栗生村落補巻」に筆者の経歴が記載されているのにびっくりしました。この『郷土誌』には、多くの過去・現在の住民の名前が刻まれています。ゆえに、戦前の医師の名前も散見できますが、筆者の履歴ほどにくわしく記載されていません。

一方、筆者が「戸籍謄本」を手にしたように、「国家」が管理する資料として、「医籍登録」というシステムが明治一七年には確立しています。それには、医師の氏名、生年月日、族籍、免許種類、本籍地などが記載されています。

本書は、『郷土誌』や「古文書」などと「医籍登録」をもとにして、戦前の「屋久島に生きた医師たち」を拾いだしました。そして、医師たちの足跡と住民の生活のなかでの、それぞれの年代の「医療」に言及したいと考えました。点から面への作業となりますが、その「物語」をうまく語ることができたのか、皆さまのご批判を仰ぎたいと思っています。

本書の構成と内容

筆者の経歴、父母や高祖父母から書きだされていることは、私的興味も端緒となっていることを物語ります。それは、高祖父母から父母の暮らした時代を知りたいという思いです。そこには、暮らしと生活のなかでの「村落医療」ということを念頭においていますので、屋久島の人びとの暮らしや生活もかなり取り上げることになりました。過去を知り、現在をまとめ、将来につなげていくことができれば、との思いがあります。

序章では、この物語の主人公たち、「屋久島に生きた医師」をどのように掘り起こしたのかを明らかにします。それは、点としての「医籍」と、面としての「村落誌」や「古文書」などの二つになります。

まず、「医師免許」を与える国家の側からの確認を行う手段としての「医籍」です。ただ、明治期の『医籍登録簿』はおおよそ一〇年単位でしか確認ができませんでした。これに登録されていた場合は、その時点での医師の情報の確認が可能です。それでも、村落に継続して「開業」している医師を除き、多くの「医師」は必ずしも一定の地域にとどまっていませんので、その経歴を追跡していくことは困難でした。その意味で「点としての医師像」と表現してあります。

次に、これまでも両町の『郷土誌』をもとに「医師」を拾い上げる作業を行ってきましたが、今回はさらに資料の範囲を広げましたので、その資料の概要を述べておきます。なお、この資料のなかの「医師」は、おもには当時の住民が決定していますので、一部には医師免許をもたない「代診」や「偽医者」も含まれることになります。また、医師の拾いだしと同時に、「村落」の「医療」についてもその一端が垣間見えますので、同時に「物語」ることになります。これらを、「面としての医師像」と表現しています。

第一章では、まず、薩摩藩から鹿児島県への過程（「廃藩置県」）で、薩摩藩の特徴とされる「士族支配」や「外城制」について述べ、屋久島および離島の状況を明らかにしておきます。鹿児島県の場合、「西南戦争」以降に中央集権国家と向き合うことになるとするのが一般的であり、離島もその例に漏れません。

次に、明治七年に出された「医制」の概要と、医師免許がどのようにして「下付」されたのかを述べます。とくに、多種類の医師免許が「下付」されたことを理解していただくことになります。

このような背景のもとで、明治期の医師数や医師免許の推移についてみておきます。

第二章では、暮らしや生活のなかでの「医療」をみることが本書の視座ですので、明治・大正期の屋久島の生活状況の概要をまとめてあります。現在の言葉ではなく、当時の人びとがその生活状況をどのように表現したのかが重要ですので、当時の表現（漢字仮名交じり文）を多く用いています。なお、本書では「屋久島」を対象としていますが、多くの資料が『屋久町郷土誌』（第一巻から第四巻）や大正期の『下屋久村郷土誌』に依存していますので、下屋久村の「村落（ムラ）」の暮らしや生活が中心となっています。

第三章では、まず、「医籍」をもとにした「点としての医師」を、医師数や医師免許の種類の推移を通してみておきます。この「点としての医師」を、『小学校沿革誌』のなかに求め、明治初期の上屋久村の医師たちの「物語」を構成してみます。

そして、各「村落」に生きた医師たちの物語を、「村落誌」や「区有文書」などをもとに紐解いていきます。「屋久島に生きた医師」の多くは、来島した「士族」でしたが、屋久島に生まれた「平民」が医師をめざした姿が浮かび上がります。

第四章では、屋久島に残された医療関係の古文書から、中央との関係、医師と住民の関係の一端が明らかになります。限定されますが、戦前の離島での医療状況もうかがえます。とくに、この時代のおもな「病気」は「感染症」ですから、「腸チフス」などの「流行病」にどのように村落および住民は対応したのかをみます。この時期の歴史に残るのは、そのほとんどは「医療」ではなく「衛生」が中心でした。

第五章では、戦前から戦後の医療保険制度のない時代に、一村落（ムラ）とその住民はどのようにして「医療」と向き合ってきたのかを、「中間協議決議」をもとにたどります。とくに「医療費」をどのように支払ったのかを各種文書から拾い上げますと、住民の苦労の過程が理解できます。さらに、戦後につながる「村立診療所」や「国民健康保険」の萌芽があったことも明らかになります。

第六章では、まず屋久島の戦後医療の概要を述べます。次に、筆者が勤務した「町立診療所」の歴史を通して、戦後医療の状況、地域住民の活動、開業医師たちの思いをみていきます。

また、筆者が勤務した平成八年から平成一八年までの医療統計を残しておくことが、これからの「離島医療」の歴史の一コマとして重要と考え、概要を記録しておきます。

終章では、私見も交えて、「離島の医療史」から何を学ぶべきかを述べます。

付図　屋久島の旧村落地図

本書では村落名が多数でてきます。行政単位としての村（ソン）は二つ（上屋久村・下屋久村）ですが、本書では明治初期までの村落（ムラ）を◯◯村と表記してあります。その村落は明治初期の村落共同体としての村（ムラ）で、上屋久村では八村落、下屋久村では一〇村落の、計一八村落となり、その位置関係を付図で示しています。

「離島医療」の衰退を危惧している筆者は、新たな視点を求めるために本書の出版を計画しました。なぜなら、歴史を見直すと、それぞれの年代にそれぞれの対応をし、新たなものに向かう、屋久島の人びとの姿が明らかになるからです。それは同時に、屋久島に生きる筆者自身を問う道でもあります。

なお、「古文書」や「報告書」などに、現在の基準では差別用語とされる言葉が含まれていますが、差別を助長する意図はなく、歴史的記述としてそのまま使用していることをお断りします。

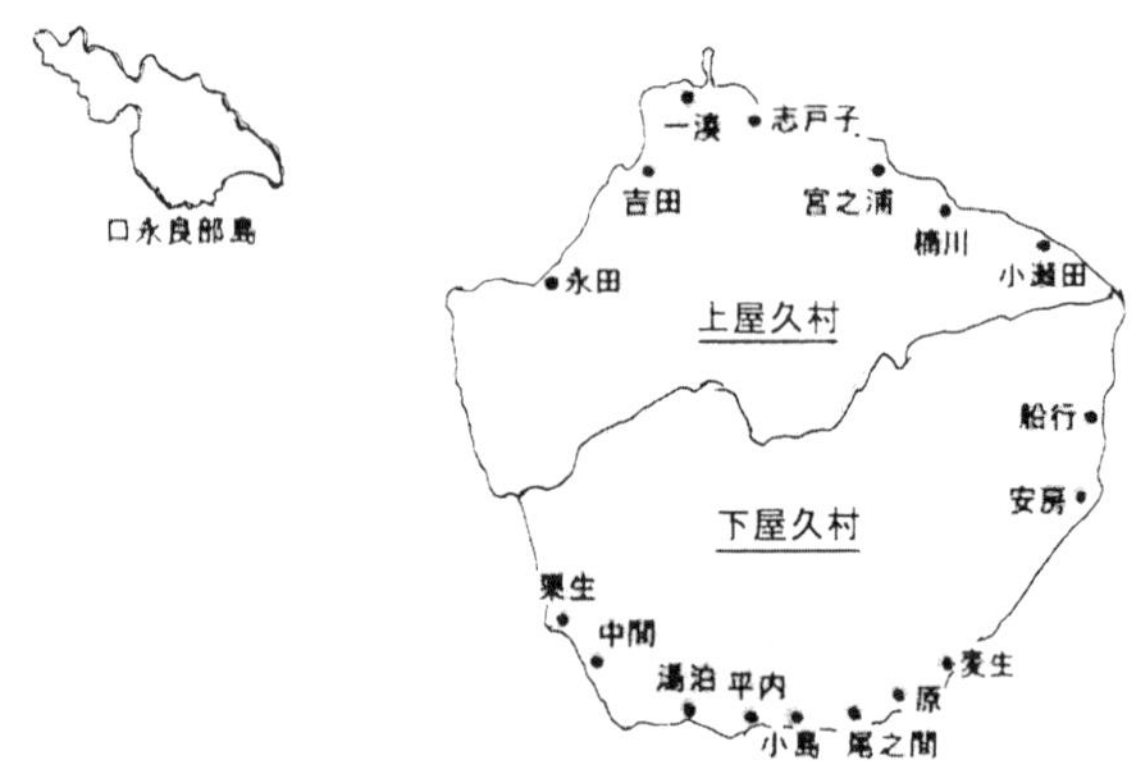

付図　屋久島の旧村落地図

世界自然遺産の島の医療史——戦前を生きた人びとと医師の物語——

目次

第六章　戦後医療の概要と町立診療所の歴史

終章　「離島の医療史」から学ぶこと

世界自然遺産の島の医療史——戦前を生きた人びとと医師の物語——

装丁　オーガニックデザイン

序章　戦前の医師たちを掘り起こす——点から面へ

戦前の「屋久島に生きた医師たち」にどのように近づくのか、それを知る手段は三つあります。一つは医療や医学の記録から求めること、二つはそれぞれの地域の歴史記録のなかに求めること、三つは現在を生きる人びととの記憶のなかに求めることです。しかし、人びとの記憶に頼れない明治・大正の医療状況を知る手段は記録にしかなく、それは点状に散在し、地域全体の医療状況に近づくのは至難でした。

医師たちの掘り起こしは、「医籍」と『郷土誌』・「古文書」などの二つが中心となりました。本章では、まず医籍と医籍登録の概要を述べ、『医籍登録簿』で確認できた本書に関わる医師たちを拾いだしました。次に、屋久島の『郷土誌』や「古文書」、『小学校沿革史』などの内容について概要を述べます。

点から面への再現作業は、この両者を突き合わせ、組み立てる作業になります。そのため、資料の内容を少し詳しく説明し、資料の特徴と同時に限界を明らかにしてから、次に進みたいと思います。なお、「史料」と「資料」の区別はせず、以降は「資料」と表記します。

資料により、医師の氏名が異なる表記となっていますが、原則としてそれぞれの資料の記述通りにしてあります。

第一節　「医籍」から――点としての医師たち

一　「医籍」と「医籍登録」

「医籍」とは、医師免許を持つ者の氏名、本籍などを登録する厚生労働省の帳簿（『広辞苑』）です。その制度は、一八八三（明治一六）年一二月の内務省の「医籍編制ニッキ達」により、一八八四年一月一日現在で医師である者の氏名を登録することに発しています。当時は、氏名、生年月日、本籍、免許種類、族籍が記載されていました。現在の「医籍登録」と大きく違うところは、免許種類と族籍の記載がなされていることです。

『鹿児島県医師会史』（一九九〇年。以降、『県医会史』と略記）では、「医師免許」の申請手続きについて次のように説明され、明治一七年付の内務省布達が記載されています。

明治一七年一月一日から医籍登録制がとられることになり、医師免許証には医師登録番号がつけられることになった。医師免許の申請にあたっては、「何府県試験を経たる者」は受験地名、受験年月、免許授与年月日、科目（内科外科或いは産科など）、住所、本籍（府県国郡区町村名）、族（華士族平民）、生年月日、氏名、などを記入した書類を提出することになった。
以前から、医術開業の証をもっている者は、免許証授与された年月日を書き入れて申請し、改めて医師免許証を受け、医師登録番号を更新しなければならなかった。

医術開業許可証所持者に免状授与

明治一七年一月二一日内務省達乙第四号

従前府県庁ニ於テ下付シタル医術開業許可ノ証ヲ保持スル者ハ今般更ニ当省ニ於テ免状授与可致候條此旨相達候事

なお、「従前府県庁ニ於テ下付シタル医術開業許可ノ証ヲ保持スル者」とは、のちに述べる明治七年の「医制」発布時での府県庁による「仮免状」の登録であり、今回（明治一七年）は「内務省」に登録し「医師免許」が「国家資格」となることを意味しています。

二　『医籍登録簿』の概要

現在は医師の資格確認は、厚生労働省のホームページからできるようになっています。「一般向け検索画面」は、対象者の氏名、性別で医師を検索すると医師免許の登録年が表示されます（二〇〇七年から)。その情報は、二年に一度実施される医師届出において、届出票の提出があった医師が対象です。よって、医師の名簿(医籍簿)に登録されていても、提出していない者は表示されません。

今回参照できた明治・大正期の「医籍登録」は、「国立国会図書館デジタルコレクション」からのものです。ただ、大正一〇年に関しては『県医会史』を参照しました。なお、国が管理する帳簿、すなわち『医籍簿』は閲覧できませんので、本書での「医籍」との表記は帳簿類ではなく、国家資格としての医師免許を取得した医師の身分の確認という意味の方に重点があります。そして、「医籍登録」は国への申請行為の意味で、『医籍登録簿』は、出版された書籍をさすことになります。多くは、民間出版社の編集で、内務省医務局の発行は、次の『日本医籍』のみです。以降は、各医籍簿名ではなく、「○○○○年医籍」として表記します。たとえば、『日本医籍』は「明治四二年医籍」となります。

参照した『医籍登録簿』の内容は、単に医師名と住所のみが記載されたもの、さらに生年月日、医師免許取得年およびその種類、族籍、簡単な経歴等も記載されたものにわけられます。年代ごとの『医籍登録簿』の概要と編集法、拾い出した医師名などをあげ、その限界も明らかにしておきます。

(一) 明治期

①「明治二二年医籍」=『日本医籍』(内務省衛生局。忠愛社、明治二二年八月八日出版)

「本編ハ全國開業醫師ノ氏名及ヒ現住所ヲ詳ニスル目的ヲ以テ編纂ス」とされています。また、明治二二年一月三一日までに発送された分は氏名および住所を記載するが、同年三月三一日迄の分で打ち切り、その分は単に氏名のみを巻末に記載するとなっています。

明治二二年一月三一日までに発送された本書関係の三名の医師は、次のように郡名、町村名、氏名が記載されています。馭謨郡（ごむぐん）とは屋久島と口永良部島を行政区画としています。

馭謨郡　栗生村　　　川村精輔
南大隅郡　伊佐敷村　村山誠一
清水馬場町　　　　　野元龍澤

明治二二年一月三一日以降、三月三一日までに通報した者は「単ニ其氏名ノミヲ巻末ニ記載ス」とされ、その総数は約九〇〇〇名で、軍艦乗組員名簿も記載されています。そのなかから、本書に関係する次の一三名の医師を拾い出しました。

竹下静蔵、日高藤十、梅田巖知、石原淡、川口童助、日高圓磧、才川碇助、鶴田貢、外山尚太朗、望月藤内、富田敬哉、迫田武助、関孝十郎

医籍では、本書関係者として一六名拾い上げていますが、のちに、『郷土誌』などとつなぎ合わ

せると、数名が（竹下、日高藤十、梅田、外山、迫田ら）屋久島に在住していることがわかります。しかし、住所が明記されているのは川村精輔氏のみであり、「明治二二年医籍」での屋久島の医籍上の確認医師は一名となります。以下についても、そのように取り扱っています。

②「明治三一年医籍」＝『帝国医籍宝鑑』（南江堂、明治三一年七月発行）

編纂の順序は、まず医家に必要な法令規則、次に各官庁公私立学校病院職員を記載、そのあとに、開業医、従来開業、限地開業を区分し、氏名住所を記載するとなっています。ただ、府県別には分類されていますが、郡町村別には分類されていません。

「明治十七年五月従来開業證授輿以来明治三十年ニ至ル医師」の名簿のなかから、本書関係の医師として次の一三名を拾い出しました。

鹿児島県

開業医

羽生巖知　鹿児島市大門通町

牛島徳之助　鹿児島市生産町

従来開業

野元竜澤　清水馬場町

弓削竜見　日置村

石原　淡　大隅村
関孝十郎　和田村
村山誠一　伊座敷村
川口童助　種子島西之表村
日高圓碩　都ノ城町
才川碇助　都ノ城町

限地開業
竹崎眞之助　馭謨郡屋久島所属口永良部島
岡元太助　馭謨郡下屋久村大字安房
竹内實慶　馭謨郡下屋久村大字平内、小島、尾之間

この資料では、屋久島の限地開業は確認できますが、従来開業の氏名は一人も記載されていません。たとえば、川村精輔名はなく、記入漏れか、軍への応召か（日清戦争：明治二七年～二八年）、または、その時期には他所に在住していたのか、その確認はできません。限地開業の住所は開業区域を意味しますが、まだ馭謨郡（ごむぐん）であり、屋久島所属口永良部島との記載になっています。

ここでも、屋久島に関係のある医師のうち、一〇名の住所は屋久島外となっています。よって、「明治三一年医籍」による屋久島の医師は三名となります。

③「明治四二年医籍」＝『日本杏林要覧』（日本杏林社、明治四二年一二月発行）

本書が、明治期の医師の重要な情報源です。まず、「凡例」には次のように記載され、医籍確認の困難性が述べられています。なお、杏林とは医者の美称です。

醫籍の調査は本書編纂に付きて尤も苦心せる所にして　我政府に於ても明治十七年以来殆んと醫籍の整理に困じ　其後内務省は府縣に令して醫籍調査を企てられたるが　此等に依るも何分異動多くして正確を期する能はず　且つ校正其他にも誤謬を招き易き性質の者なれば　苦心せし割合に讀者を満足せしむる能はざるべし　然れども貴重なる人命を司配する四萬有餘の醫師ありて　之を一瞥の下に見る能はざる如きは　行政廳としては勿論　同業者の間に於いて其不便尠からさるべきを以て編者は飽迄其異動を詳かにし　毎版必ず訂正して正確を期せんとす

記載内容は、氏名【医師免許　登録年月】族籍、生年●住所（町村名）、の順で、たとえば次のようになります。

川村精輔【〇〇十八年八月】鹿児島士族、嘉永三年生　●下屋久村栗生三一

医師免許については、従来開業は〇〇、限地開業は◎◎と記号化し、ほかにはドクトル・博士・

学士・得業士・医学校・試験・履歴などと、その種類が記載されています。
熊毛郡には四九名が記載されています。このなかより、住所が屋久島である一六名の医師が拾い出され、その情報が明らかになります。また、鹿児島県に所属する医師については目を通し、本書関係の医師を拾い出してその情報を入手しました。
「明治四二年医籍」で、住所が屋久島である一六名の医師を生年順にあげます。
関孝十郎・野元龍澤・才川碇助・鶴田貢・石原淡・川口童助・川村精輔・望月藤内・迫田武助・外山尚太朗・竹崎眞之助・岡元太助・竹内實慶・川畑喜之助・河野考次郎・佐々木武志
ただし、明治四一、四二年に新規登録された六〇名は、「追録」として、氏名【医師免許年月】族籍のみで住所は記載されていません。追録での本書関係医師は四名が確認され、次のように記載されています。
日高實重【醫学校四十二年八月】鹿児島士族
ほかに、日高哲雄、本田金雄、鮫島峰太の計四名が確認されました。のちに述べる族籍の分類は、この「明治四二年医籍」によります。ただし「追録」記載者は、住所が不明なため別枠（追録）としてあります。

明治年間の医籍の情報源は以上の三冊で、明治二二、三二、四二年と、ほぼ一〇年単位の情報であり、その一〇年間の移動状況は不明となります。とくに、住所（開業地）の移動、没年の情報などは得られません。また、鹿児島県のみを検索しましたので、他県への転出についても多くは不明となります。

（二）大正期

大正年間の情報は、①③は「国立国会図書館デジタルコレクション」から、②は『県医会史』に記載された医師会員名簿を使用しました。いずれも、鹿児島県の郡別、市町村別に、氏名のみが記載され、そのほかの情報はありません。

① 「大正八年医籍」＝『帝国医師名簿』（帝国医師名簿発行所　大正八年）

熊毛郡の欄から、左の一三名の医師を拾い出しました。名前の間違い（直助→武助）や南種子村と上屋久村の間違いなどがみられました。また、村名までの記載しかない医師もありました。両村に分類して記載してあります。

上屋久村　楠川　望月藤内

上屋久村　楠川　川口童助

上屋久村　一湊　迫田直助
上屋久村　宮ノ浦　野元龍澤
上屋久村　川口武二
上屋久村　鶴田　貢
下屋久村　小島　竹内實慶
下屋久村　尾ノ間　村山忠二

上屋久村　一湊　日高實重
上屋久村　櫻井景一
上屋久村　竹崎眞之助
下屋久村　湯泊　佐々木武志
下屋久村　本田金雄

②「大正一〇年医籍」＝『県医会史』（鹿児島県医師会、平成二年）

大正一〇年三月現在の鹿児島県医師会員名簿が記載されています。屋久島関係の医師は次のようになっています。

上屋久村宮之浦　櫻井景一
同　一湊　迫田武助
同　一湊　日高實童
下屋久村　小島　竹内實慶
同　尾之間　大山鉄之助

同口永良部　武崎眞之助
同　楠川　望月藤内
同　一湊　廣瀬平次
同　湯泊　佐々木武志

上屋久村に六名、下屋久村に三名、計九名となっています。竹崎が武崎、實重が實童となっており、川口童助、川口武二医師は西之表となっています。数名の医師に関しては、鹿児島県内の移動を追うことができました。

③「大正一四年医籍」＝『大日本医師名簿』（光明社　大正一四年）

住所・氏名のみが記載されています。大正一〇年と比較しますと、七名が継続（櫻井・迫田・日高實重・竹崎・望月・竹内・佐々木）、二名が移動（廣瀬・大山）、次の三名が新規記載となっています。栗生　牛島徳之助、安房　池亀秀紀、下屋久村　堀田清吉（堀之内清吉の誤りか）。

大正八年は一三名、大正一〇年は九名、大正一四年は一〇名の医師名が確認できました。ただし、大正八年は上屋久村までしか記載されていない四名も含まれています。いずれにしても、大正年間には七名が継続開業している一方で、一一名が移動していることになります。

(三) 昭和戦前期

昭和戦前期の医籍は、次の三冊で確認しています。「昭和四年医籍」＝『日本医籍簿』（東京医事時報社　昭和四年）では、新規の柏木有行（下屋久村）、継続の佐々木、日高實重、堀之内、櫻井の計五名です。「昭和八年医籍簿」＝『日本医師名簿』（日本医事新報社　昭和八年）では継続の佐々木、日高實重、櫻井の三名のみです。「昭和一六年医籍」＝『日本医籍簿、昭和一六年版』（東京医事時論社、昭和一七年）では、新規の池田周一（安房）、野村博通（一湊）、継続の佐々木、日高實重、櫻井の計五名です。

なお、昭和四、一六年医籍では、診療科、生年、履歴などの記載があります。

(四) 戦後

戦後の医籍は、住所、生年、卒業学校および卒業年、略歴などが記載されています。ただ、氏名、住所などの必要最低限の使用にとどめてあります。おもな資料は次のようになります。『日本医籍録』(医学公論社、昭和二六年版)。『医籍総覧』(医事公論社、昭和三八年、昭和四四年、平成元年)。『鹿児島県医師会医員名簿』(平成二八年版)。

これらの『医籍登録簿』をもとに、調査年での屋久島の開業医師名が確認できます。一部では、そのほかの事項(生年・免許種類・医籍登録年・卒業校など)の情報を得ました。ただ、「医籍登録」の調査年のみの確認ですから、その前後についての情報はありません。「〇〇〇〇年医籍」としてありますが、出版年と調査時点のずれは、それぞれの『医籍登録簿』によって違っていることに注意が必要です。

いずれにしても、「医籍」では、その調査年に屋久島に〝点〟として在住していることになります。

そして、一部の医師は継続的に屋久島で開業し、一部はその前後状況不明の医師となります。

後者の医師については、可能な限り年度ごとの住所を調査し、少数は転入前後の住所の確認が可能な場合もありましたが、多くは不明となっています。不明者は、この間に死亡したとも考えられますが、軍医としての応召、病院への勤務なども考えられますので、一概に決定できないことになります。とくに、『医籍登録簿』の編集過程における、記載漏れの可能性も考慮しなければなりません。

第二節　『郷土誌』・「古文書」などの概要――面としての医師たち

本書では、一貫して「村落」と表記しますが、その「村落」はむらざと（村里）ではなく、村落共同体としての意味で使います。すなわち、村落共同体とは、①前近代的形態としての村落、②隣人集団としての村落が土地共有の主体となっている共同体（『広辞苑』）と説明されます。

明治から現在まで、一つの「屋久島」の歴史は三〇年程度しかありません。明治二二（一八八九）年に、馭謨郡が「下屋久村」・「上屋久村」の二村になり、ふたたび一つの屋久島となる平成一九（二〇〇七）年までの期間は約一二〇年間です。両村の歴史にも違いがみられることにもなります。

本書では、この「旧下屋久村」、「旧上屋久村」の資料をもとに成り立っていますが、両村の医療情報にはかなりの違いがみられます。筆者が勤務していたのが「下屋久村」であったので、そちらを重点的に調査してきた関係とも言えますが、残された文書の情報量の違いが、本書にも現れています。

ただ、本書は、「旧下屋久村」、「旧上屋久村」ではなく、明治二二年以前までの各「村落（ムラ）」

をおもに対象としています。現在の屋久島は「区制」のもとに二六の「地区」となっていますが、藩政時代から存在した一八村落はそれぞれ「村（ムラ）」として、すなわち村落共同体として存在してきたのです。以降も、この一八村落を中心にみていくことになります。（本書一〇ページ、付図参照）

一　『郷土誌』概要

（一）下屋久村の『郷土誌』

「下屋久村」の資料の概要は、次のようになります。

①『屋久町郷土誌』（屋久町郷土誌編さん委員会）全四巻

戦前からの九村と、戦後分村した五集落（高平・平野・春牧・松峯・永久保）と消滅集落一（小杉谷）の計一五村落誌となっています。

第一巻：村落誌上　平成五年（一三五九ページ）
　栗生村・中間村・湯泊村・平内村・小島村・尾之間村
第二巻：村落誌中　平成七年（九六三ページ）
　原村・麦生村・高平村・平野村・春牧村

第三巻：村落誌下　平成一五年（一一五七ページ）
　安房村・松峯村・船行村・永久保村・小杉谷村
第四巻：自然・歴史・民俗　平成一九年（一〇六九ページ）

各村落誌の目次は、ほぼ統一されています。たとえば、「栗生村落誌」では次のような三七項目にわたって記録されています。

「栗生村落誌」（三三一～三三二ページ）

1村のおいたち、2集落沿革図、3地名・字名、4集落自治組織の変遷、5集落歴代役員、6人脈、7出征軍人と戦没者、8第二次世界大戦中の空襲と疎開、9海外移住、10人物、11農業、12林業・狩猟業、13漁業、14生活・生産用具の材料と作り方、15各種事業所の沿革、16歴代職人と道具の変遷、17家の様式と間取り、18家庭生活と用水、19集落自家発電、20沿岸林道開設前の物資輸送、21年中行事、22食生活と冠婚葬祭、23郷土料理、24子供の遊びと生活、25大人の遊びと生活、26島回りと島いとこ、27郷土芸能、28方言、29ことわざ、30昔話・伝説・体験談、31宗教、32神社・仏閣、33病気などの民間療法と薬草名、34墓石・石碑、35遭難事故、36火災・洪水、37流人。

村落誌全体をさす時は『屋久町郷土誌』とし、各村落の項を扱う時は「〇〇村落誌」として表記していきます。たとえば、栗生の場合は「栗生村落誌」となります。

②『大正三年郷土誌』——『大正三年九月調べ』（約八〇ページ）

郷土誌の表記はなく、「大正三年九月調べ　八幡尋常」とだけある文書です。内容は、当時の小学校区、八幡（湯泊・平内）、尾之間（小島・尾之間）、原（原・麦生）、粟穂（安房・船行）ごとにまとめられ、集落史という形態になっています。記載内容には違いがみられますが、明治末期から大正初期の各校区の状況が記録されていますので、『大正三年郷土誌』として表記しました。ただし、栗生（栗生・中間）はありませんでした。

③『大正一二年郷土誌』——『下屋久村郷土誌』（村教育委員会編纂）大正一二年（約七〇ページ）

大正一二年に、村教育委員会が編纂した『郷土誌』です。第二章で、大正期の下屋久村の暮らしや生活を知るためのおもな資料となります。大正一〇年前後の下屋久村の状況が、次の項目ごとにまとめられています。各章名と引用節を示しておきます。

第一章　沿革：第一節　維新前ノ下屋久村。第二節　維新後ノ下屋久村。
第二章　地誌：第一節　位置。第二節　地勢。第六節　交通。第八節　人物。
第三章　戸口：第一節　戸口。第二節　第三節　戸口累年比較統計表。
第四章　生業財力：第一節　職業調査表。第二節　出稼人調査表。

第五章　行政：第一節　村役場。
第六章　教育：第一節　各学校ノ通学区域及児童数。第二節　各学校ノ経営。
第七章　衛生：第一節　死亡調査。
第八章　兵事
第九章　風俗
第十章　村是

④『山崎時造覚え書き』

初版の『屋久町誌』（昭和三九年、二三七ページ）は、元町長山崎時造氏の個人的調査、資料収集にもとづくもので、その資料のなかに栗生の医療状況に関する記載があり、本書では『山崎時造覚え書き』として使用します。なお、この『屋久町誌』からの引用はありません。

（二）上屋久村の『郷土誌』

『上屋久町郷土誌：全一巻』（上屋久町郷土誌編集員会）昭和五九年（一〇一八ページ）

上屋久村の全般的な歴史を知ることができる、唯一の資料です。その主要目次は、次のようになっています。各編とおもな参照章を示します。

第一編　屋久島の自然と環境：第一章　位置、地質。第六章　人口。
第二編　屋久島の歴史：第四章　近世の屋久島。第五章　近代の屋久島。
第三編　上屋久町の政治：第一章　行政。
第四編　上屋久町の経済：第一章　上屋久経済の概要。第二章　農業。第三章　林業。第四章　漁業。第五章　商工業。第七章　産業基盤の強化。
第五編　上屋久町の社会：第一章　社会福祉。第二章　保健衛生。
第六編　上屋久町の文化：第二章　学校教育。第三章　社会教育。
第七編　上屋久町の生活：第一章　社会。第二章　生業。第三章　衣食住。

二　村落所有文書

中間・原・楠川にはそれぞれの村落で書き継がれ、保管された古文書が存在します。村落ごとにすこし名称が異なりますが、一括して村落所有文書としています。

(一)「中間区有文書」

中間区有文書は、「中間協議決議録簿」と「中間文書」の二つにわけて表記します。

①「中間協議決議録簿」(以降、「中間決議録」または「決議録」という)。

「中間村落誌」では、「中間決議録」を次のように説明しています。

当中間村には、さいわいにも歴代役員の方々の尽力で明治からの文書が大切に保存され、中でも村政を知る上で貴重な村の「決議録」が、明治・大正・昭和とほぼ完全な形で残されている。このことは、屋久島南西部に位置する栗生から麦生にいたる各村々の特に明治期の区政を知る上では、非常に貴重な参考資料となるものである。

この決議録は、明治二七年一月から記録されているが、これ以前の記録は、明治二五年の大火により焼失したものと思われ、その他の文書共に保存文書は少ない。

ともかく、決議録は、村人の民主的方法によって決められた区政を施行する上での規範・法律となるものであり、文書中特に重要なものである。しかし、明治四二年の総会で、筆生（書記）が廃止されたためか、明治四三年から大正一一年までの決議録が欠けている。

村民の総会を中心にした決議を記録したもので、明治二七年から明治四二年までの記録と、大正一二年から現在に至るまでの記録ともいえる。

「中間決議録」には、中間村での医師雇用の問題、医療費の負担の問題などが協議された記録があり、当時の栗生・中間・湯泊の医療状況を推測する貴重な資料です。

この「決議録」は経年的に記載されていますが、「その他の文書」として、各種の資料が綴られており、これらを「中間文書」として一括します。

② **「中間文書」**

多くの文書綴りで、本書で参考とした文書例は、次のようになっています。

「公文書綴」：明治十九年登記法（官報第百三拾六号）、医師との雇医契約書など。

「文書綴」：明治二十年屋久島略記、盗難届、など。

「明治二十六年度他郡止宿人名出入簿」：「寄宿人」名簿など。

「明治三十五年度諸請求書仝領収書」共綴：教育費の負担金、など。

「明治三十七年度大字歳入出日計簿」、「明治四十三年歳入出台帖」、「明治四十三年度領収証綴」：医師への支払い等が記載されている。

「諸達理書　村役場及他所ヨリ綴」、「明治四十三年度往復書類綴」：死亡届、死亡診断書、衛生通達、種痘接種者名簿、など。

「明治四十三年薬価利息取」：一一ページにわたり、住民の薬価利息が記載されている。

「決議録」にはない文書が残され、決議の背景の確認にも利用されます。以降は、それぞれの文書綴り名は記載せず、一括して「中間文書」と表記します。

(二)「原文書」

「原村には中間村と同じく、貴重な村の文書が残されている」と、「原村落誌」に記載されています。原村にも「原村協議決議録」が残されていますが、医療関係の文面は見当たりません。村民自治による、区政・経済運営についての決議録が多数みられ、その一部を参照しています。

このほかに、中間村の文書と同様な形式で保存された、医療関係の文書が残されています。それを「原文書」として表記します。それには次のような文書綴りがあります。


「明治十五年官有地借地願書却下願」：将来医師となる梅田氏の名がみられる。

「明治十八年　竹下静蔵殿薬代　集並ニ入帳面」：七四名の氏名と薬価が記載されている。

「明治廿三年一月より十二月迠　諸達現書　村役場及他所ヨリ　扣綴」：竹下静蔵氏の辞職願が綴られている。

「字共有金貸付帳　明治三十二年一月改製」：安房の岡元太助医師の名前がみられる。

「字費受払元帳　明治四十一年」：支出の部に衛生事務費、産婆謝礼などがみられる。


以降は、それぞれの文書名は省略し、「原文書」として表記します。

(三)「楠川文書」――「楠川区有古文書」

屋久島の古文書のなかで、文書内容の整理がされているのは、「楠川区有古文書」です。江戸時代から残る、楠川村の出来事を記録してきたもので、古文書・古記録は六百点余を数えます。そのなかで、明治以降の文書・記録を、元奈良大学学長の鎌田道隆氏より提供を受けました。

明治九年の鹿児島県令からの死亡届・死亡診断書記載の通達、明治四四年の「楠川の腸チフス事件」、大正二年の楠川村雇医の報酬に関する決議、産婆の継続雇用の決議などの文書を提供していただきました。以降は、「楠川文書」と表記します。

三 『小学校沿革史』と新聞記事

(一)『小学校沿革史』

原本には〇〇尋常小学校・尋常高等小学校と表記されていますが、以降は『〇〇小学校沿革史』、または『沿革史』と表記します。

金岳(口永良部)・永田・一湊小学校の『沿革史』では、小学校創立時に、教員兼医師としての記録があります。また粟穂小学校(安房・船行)では、教員を経て医師となり、その後も校医としての活動記録があります。

多くは、教育体制が整うにしたがって、本業の医師となりますが、金岳小学校では長期にわたる教員・医師の兼務の記録がみられます。また、一湊小学校では二名の教員兼医師の来島の経緯や医師の履歴が記録されています。

なお、一湊小学校については『一湊小学校創立百周年記念誌』（一九七九）から、金岳小学校では『屋久島高校口永良部報告書』（一九七四）からの二次的引用となっています。

（二）明治から昭和の屋久島関連の新聞記事

『屋久町郷土誌』の編纂段階で、屋久島関係の新聞記事が収集されています。そのなかに、本書のテーマに関係する記事があり、医療・衛生の関連記事を引用しています。たとえば、明治の記事見出しは、次のようになっています。

明治三五年一一月：下屋久村短信――衛生・漁業・農業・教育
明治四二年一〇月：宮の浦の腸窒扶斯
明治四四年八月：屋久島の醫師問題

○資料・文書の取り扱い

『郷土誌』編纂に用いられた資料・文書などは、旧下屋久村は屋久島町教育委員会が、旧上屋久村は屋久島町歴史民俗資料館に、各小学校沿革史はそれぞれの学校が保管しています。これらの文書については、個人情報の保護を誓約して閲覧・複写を許可していただきました。よって、一部の資料では、個人名を伏せ字（△）としてあります。

本書で引用した戦前の資料は、ほぼ「漢字カタカナ交じり文」で、句読点はなく、旧字体（異体字、変体仮名、くずし字）で記録されています。本書では、原本の記録に近くなるように転記してありますが、旧字体の一部は訂正し、分節を区切り、段落や改行は筆者が行っています。また、誤字と推測されたり、同一文書内に新旧の違う字体（例えば、医と醫）がありますが、それらの訂正も加えていません。内容には正確を期しましたが、筆者の能力の範囲内ですので、文意を中心にみていただきたいと思います。

さらに、すでに「村落誌」などで記録されている資料については、それを用いています。よって、「漢字カタカナ交じり文」と「漢字ひらがな交じり文」が混在していることをお断りいたします。

なお、戦前の新聞記事では、漢字に「振り仮名（ルビ）」がふってありますが、それは省略してあります。

さて、本節では資料の概要のみを述べました。

「村落誌」や「古文書」などに「医師」として名前は出るが、「医籍」での確認ができなかった戦前の「医師」は一四名となっています。内訳は、姓のみの「○○医師」との記載八名、「代診医」三名、その他三名となります。

一方では、医籍に欠落している時期でも、明らかに村落に在住していた事実が残っている場合もあります。いずれにしても、「医籍」と「村落誌」などをつなぎ合わせて、屋久島に生きた医師たちの「物語」をつむぐのは、第三章以降となります。

第一章　明治期の鹿児島県と「医制」・「医師免許」

明治期の屋久島の医師たちを理解するためには、まず、薩摩藩の離島政策からはじめなければなりませんでした。次には、明治政府が示した「医制」の内容と推移、そのなかでも医師免許の「下付」についての理解も必要でした。

このような、県や国の状況を把握し、屋久島をふくめた離島との関係をみることが、本章の主題となります。

第一節　薩摩藩と屋久島

明治維新後の下屋久村の戸長制実施時代を、『大正一二年郷土誌』は次のように書き出しています。

「明治維新ノ改革アリ　廃藩置縣行ハレ　郡縣制敷カル、ヤ　屋久島ヲ馭謨郡トシテ　旧来ノ各部落ヲ村トシ　村ニ戸長ヲ置ケリ」

廃藩置県により、薩摩藩から馭謨郡となった屋久島では、旧来の各部落が「村落」として自立しなければならないことになります。まず、この過渡期での薩摩藩の特徴を、中村明蔵『薩摩　民衆支配の構造』（二〇〇〇）をもとに、要点を押さえておきます。

一　薩摩藩から鹿児島県へ――転換期の特徴

当時の戸長にせよ、多くの指導者は「官選」でした。明治期以降の屋久島の医療を考える前提として、次の三つが離島の医師供給に影響を与えたと考えます。

（一）武士人口比率は全国の五倍――戦後まで存続した「士族」支配

まず、薩摩藩の政治支配体制には、他藩には見いだしにくい、いくつかの特徴があり、一つは大量の武士の存在であり、それによって政治支配体制を維持してきたことです。

明治六年の全国平均では、平民九四％、士卒五・七％、僧侶・神官〇・五％であるのに対し、薩摩藩（明治四年）では、平民七四％、士卒二六％と、全国平均の約五倍にも達していた。さらに、明治初期の鹿児島県政では、徹底して士族の生活を擁護するための政策がとられていました。たとえば、明治二〇年代頃の県議の数は、福島は士族一〇名、平民五〇名であるが、鹿児島は士族二七名、平民三名となっており、しかも馭謨郡だけは県議がいなかったのです。

「このような近代の鹿児島県の地域行政の推移を概観すると、藩政時代の武士による支配が、制度的には変遷しても、その実態は太平洋戦争後まで存続したといえよう。そして、戦後の諸改革を経て、ようやく旧士族層と旧平民層の社会的平等化がはかられ、現在にいたった、と見ることができる」（中村、二〇〇〇）。

（二）外城制と離島

外城（とじょう）とは「戦国時代から江戸時代にかけて、大名島津氏が設けた在地支配の仕組み。各外城は家中のほか城主・地頭の支配下に置かれ、外城衆（のち郷士と改称）が配置された。外城衆は外城の麓（ふもと）集落に居住し、地行・扶持が少ないため農耕を営んで自活し、地方（じかた）の役人として農民を支配した」と『広辞苑』で説明されています。

二つ目の特徴である薩摩藩の「外城制」に関して、『上屋久町誌』には次のような記述があります。

屋久島近隣の南島も完全に藩政下に置かれ、種子島は種子島氏の私領、奄美は道之島として代官支配、沖縄は尚氏の王朝領とされ、藩内の他地区とは異質の地方行政組織に編成されていた。

近隣の諸島をみると、種子島は、外城制下に位置し、私領と呼ばれるものの一つで、種子島氏が代々相伝える所領であった。硫黄島、竹島、黒島および七島は、船手支配に属し、奄美大島諸島は道之島として大島奉行、のち大島代官などの支配下におかれていた。

この記述から、離島で、この外城に属するのは「種子島」、「長島」で、「屋久島」、「甑島」、「大島郡」

は薩摩藩の直轄地です。この違いが、明治期の離島医療を考えるとき、医師の供給体制に影響を及ぼしたと推測します。

(三) 全国最低の小学校就学率

のちに述べますが、明治初期の屋久島では、医師たちの行動と「学制」が密接に関係しています。明治五年の「学制」からスタートした鹿児島県の小学校教育について、中村(二〇〇〇)は次のように述べています。

明治政府のこの新教育制度は、前述したように前代までの庶民教育を担っていた寺子屋的遺産を継承したというのが実情であった。したがって、寺子屋的遺産をほとんど継承できなかった鹿児島県が、「学制」によって大きく変化したとは考えにくいことである。教育施設・人員としての敷地・建物、教師の不足はいうまでもなく、庶民教育に対する認識において、他の府県とは大差があった。加えて、小学校に子供を入学させる義務を負わされた親には、高学費の支出を要求されるという、経済的負担があった。

明治七年の就学率は全国三二%、鹿児島県七・一%とワースト1であった。また、薩摩藩の廃仏毀釈が徹底していたと述べられている。『郷土誌』や『小学校沿革史』をみると、これを裏付ける記述が多くみられます。このような「教育」の遅れが、島民にとってさらなる貧困の要因であると自覚した医師がいたことが、のちに語られることになります。

いずれにしても、「とくに明治六年の征韓論による西郷下野以後は、さながら独立王国の観があり、新政一般に対するサボタージュも徹底していた。明治十年の西南戦争まで士族禄制を改めず、地租改正も行わなかったのがその何よりの証拠であるが、『学制』頒布にともなう新小学校の建設もやはり例外ではなかった」（中村、二〇〇〇）のです。

これが、明治初期の鹿児島県の政治・社会状況であり、当然、馭謨郡屋久島へも影響がおよんでいたことは間違いありません。

二　屋久島支配と「村落（ムラ）」の推移

まず、維新以前の屋久島支配を、『屋久町郷土誌（第一巻）』の記述からみておきます。

（一）維新以前――屋久島奉行

宝永五年（一七〇八）のシドッチ神父の屋久島潜入は、屋久島統治機構の改革を促し、屋久奉行を屋久島奉行と改称し、従来奉行は、鹿児島城下で執務し、島には、「抑」を派遣して統治していたが、以後、奉行は、一名ずつ一年交代で現地へいくこととなった。この現地奉行は、屋久島在番奉行と呼ばれた。

屋久島奉行は、鹿児島城下士が任命され、格式は、主従六人乗馬なしであった。享保十三年（一七二八）制定された「屋久島手形所規模帳」によれば、屋久島統治の中心、宮之浦の手形所には、筆者三名、下代三名、検者・横目五名とあり、下代は、各村役人層との交渉指導等に当たる役職であった。その他、各村にも村詰横目・検者・下目付・見聞役など派遣された役人がいた。さらに、薩摩藩では、シドッチ上陸を機に、外国船の監視に意を注ぎ、「異国船番所並びに異国船遠見番所」が屋久島宮之浦・長田・栗生に置かれ、また、屋久島の宮之浦・一湊・長田・栗生・安房には「船改所」が設けられた。そこには、鹿児島城下士が二名前後勤務した。この統治機構は明治まで続いた。

なお、宮本常一は、『屋久島民俗誌』（一九七四）のなかで、明治への過渡期について次のように述べています。

これらの役人は鹿児島から来て三年交代であった。このほかに鹿児島から来ていたのは神官、医師、学校の教授で、神主は正のほかに副が四、五人いた。また明治になったとき役人は引きあげたが、この三家は屋久島にとどまって、これが士族たるのみで、島人に士族はいない。

（二）維新以後——馭謨郡上屋久村・下屋久村

『上屋久町郷土誌』によると、明治二二年（一八八九）四月一日「町村制」が施行された。これにより、戸長役場が地方行政制度の基礎単位とされ、村の呼称を与えられた。かつての村は、村内の大字（おおあざ）となり、地方行政上の機能はなくなった。屋久島北部、口永良部島は、ここに馭謨郡上屋久村となった。

しかし、鹿児島の明治維新は西南戦争以降とされ、それについて『郷土誌』の「大山県令と岩村県令施策」の項に、次のような記述がみられます。

①私学校関係者の採用と旧慣

この間の、明治三年（一八七〇）六月から同十年（一八七七）まで、鹿児島県の行政の中心にあったのは、大山綱良氏であった。すなわち、県の置かれる前の知政所の時期に権大参事（ごんのだいさんじ）、置県後すぐ、鹿児島県権大参事、同七年（一八七四）十月に鹿児島県令となった彼は、士族とくに私学校関係者を採用し、藩政期の慣行を重んじた。これは、地方行政の官吏にもおよんで、同八年（一八七五）、同九年（一八七六）には、区長、戸長等に、私学校関係者を多数採用した。

屋久島の場合も、明治六年、御詰役や下方という役職があり、その費用もこれまでどおりで、詰役が病気になると村が面倒をみ、官吏には御用宿と水手一名を提供するというぐあいに、藩政期の慣行どおりであった。

②島模合

屋久島の各村の共同事業とは、明治六年(一八七三)の頃にみえるシマモヤイ(島模合)のことである。これは、各村が一定額を負担し、それを合わせて資金を作り、宮之浦川の操渡船、安房川の操渡船、益救神社等の経費に充てるものであった。

また、島内連絡用の早馬、島外との連絡を担当する種子島飛船、口永良部飛船、鹿児島飛船、県の御用船も勤める荷渡船などは、屋久島の全村で準備したものであった。もっとも、これはそれぞれ船賃が決められていた。

このように、同年には各村の負担によって、屋久島の全村で共同運営したことがあり、そのうちに、藩政期から継続している詰役の費用についての各村の負担も含まれていた。だが、多くの事項は、この時期に新しく生じたものであった。

宮本(一九七四)は、この「島模合」を「島モヤイ」として取り上げ、次のように記述しています。

昔は鰹をとりに行くと、一日に一コン（匹）なら一コン、島モヤイに充てた。島モヤイを作ったのは島によい医者がなかったので、医者を雇う資金を作るためであって、この金を事業家に貸し、その利子をとって、医者、益救神社の費用などに充てていた。

島モヤイの金は明治十年頃まであったが、西南役に軍資金として持ち出して崩れてしまった。

『郷土誌』の記録では、「鹿児島県は明治二十年になっても『士族王国』といわれるほどに、士族の勢力が温存されていたのである」。さらに「国会議員、県会議員、市会並びに村会議員、県庁、郡役所、村役場、警察、裁判、登記、山林など諸役所の吏員より高等中学校、師範学校の生徒、小学校の教員に至るまで、その九割九分までは実に士族である。現に国会議員七人のうち一人の平民もなく……」（原口泉ら、『鹿児島県の歴史』一九九九）との指摘に合致しています。

明治初期には「島人に士族はいない」が、士族としての神官・医師・教員の三家は屋久島にとどまった。時代の大変化に対して、屋久島の各村は「共同事業」（島モヤイ）を起こし、島の生活を支える手段とし、そのなかには「医者を雇う資金」も含まれていたのです。

薩摩藩の支配から脱した屋久島でも、島民の暮らしは継続し、自分たちで改善していくほかはありません。その基本は、明治二二年以降も、「地方行政上の機能」がなくなった「村落」を中心として運営していくことになります。

第二節 「医制」と「医師免許の種類」

薩摩藩から鹿児島県への廃藩置県がどのように進もうとも、中央集権国家を目指し、「文明開化＝西洋化」に支えられた行政的指令は、矢つぎ早に公布されていきます。

明治元年、明治政府は西洋医術を採用する太政官布告を出しています。しかし、明治七年の文部省調査では、全国医師総数二万八二六二名中、二万三一〇五名（八二％）は漢法医で、洋法医はわずか五二七四名（一二％）にすぎず、残り六％は洋漢折衷医であったとしています。

一 「医制」の概要と「医師免許」の下付

明治政府は、西洋に見習った医学・医療の普及をはかるため、「漢方医学」を中心とした幕末までの医療や医療制度を、「西洋医学」へ転換するために、施策を矢つぎ早に出していきます。そのなかで、明治七年に東京・京都・大阪（三府）へ、明治九年に全国に公布されたのが「医制」であり、昭和一七年施行の「国民医療法」に替わるまでの六八年間、医療関係の法律の主軸となります。

「医制」は全国への同時施行ではなく、最初は東京、大阪、京都の三府で、条件が整った府県、項目ごとに順次施行していきます。医制の目的は、衛生行政の基礎を築くことであり、全七六条で衛生行政機構の確立、西洋医学教育の確立、医師開業免許制度の樹立、近代的薬舗制度の樹立と医薬分業などが定められています。

ここでは、医師免許制度や医学教育制度の改革を通して、漢方医学から西洋医学への転換をめざした過程をみることにします。「医師免許」の下付とその経過措置を規定した「医制」第三七条は、次のようになっています。

> 醫師ハ　醫學卒業ノ證書及ヒ内科外科眼科産科等　専門ノ科目二箇年以上実験ノ證書（従来所就ノ院長或ハ醫師ヨリ出スモノトス）ヲ所持スル者ヲ検シ　免状ヲ與ヘテ開業ヲ許ス
>
> （當分）従来開業ノ醫師ハ　學術ノ試業ヲ要セス　唯其履歴ト治績トヲ較量シ　姑ク之ヲ二等ニ分テ假免状ヲ授ク
>
> （醫制発行後凡ソ十年ノ間）ニ開業ヲ請フ者ハ　左ノ試業ヲ経テ免状ヲ受クヘシ

医学卒業や専門科の証書を所持する者には「医師免許」を与え、開業が許可されます。同時に、当分の間は「従来開業ノ医師」には無試験で「仮免状」が与えられました。しかし、今後およそ一〇年間は試験を受けなければ、「医師免許」を取得することができなくなります。その試験とは、解剖学、生理学、病理学、薬剤学、内外科などの「西洋医学」となっています。
この原則をもとにして、その後の医学教育と医師免許制度は、次のように整備されていきます。

一八七四（明治七）年：「医制」（文部省）
予科三年本科五年の医学校設置およびその教科の指定（漢方科目除外）。従来開業医に対しては無試験で仮免状を交付し、医制発効後十年間に開業を請う者に試験を課すことを規定。

一八七九（明治一二）年：医師試験規則（内務省）
試験科目（漢方除外）の規定。官立大学および欧米諸国の大学卒業者は無試験で免状交付。

一八八二（明治一五）年：
○医学校卒業生試験ヲ要セス医術開業免状下付（太政官）
○開業医ノ子弟ニシテ其ノ助手ト成リ医業ヲ以テ家名相続ヲ欲スル者ハ試験ヲ要セス開業許可（内務省）
○医学校規則（文部省）
専門学校水準の医学校を甲乙二種に分け、前者四年、後者三年の修業年限を定めた。

一八八三（明治一六）年：
○医師免許規則（太政官）
原則として医師免許は医術開業試験によることとし官立及び府県立医学校（甲種）卒業生に

ついては無試験免許の交付を規定。
○医術開業試験規則（太政官）
医術開業試験は年二回開催。試験は前後期二段階とし、後期試験の受験資格は前期試験合格後一年半以上修学した者に与えられる。
○内務省達「医籍編制ニツキ達」
「醫籍編製候に付　左の書式に照準し　来十七年一月一日現在　醫師の氏名等取調　同年三月限り可差出此旨相達候事」

「医制」による「予科三年本科五年の医学校」を設置して、「その教科の指定（漢方科目除外）」をすることが、「西洋医学」、とくにドイツ医学を導入するためには必要でした。しかし当時、この条件を満たすのは「東京医学校（後の東京大学）」のみであり、現実問題としては、無試験で医師免許を「下付」する「従来開業」、「奉職履歴」、「開業医子弟」、「限地開業」制度を併用せざるを得なかったのです。

また、「医学校」の整備ができていない段階では、「医術開業試験制度」による医師の育成も必要でしたが、これらの制度により、医師免許の取得法は複数存在することになります。学歴格差としては大学（帝国大学など）／医学専門学校（公立医学校兼病院）／内務省医術開業試験という、三系統の医師養成経路となります。

猪飼周平『病院の世紀の理論』（二〇一〇）によると、「近代日本の医師集団は、学歴差による三つの養成経路、四つの階層をもって出発したのである。このような階層的な医学教育制度の形成は、西洋医学を急速に吸収し、普及させるという、明治の日本医療が直面した課題への合理的な解答であった」ことになります。

明治・大正期の屋久島での医師免許は、官立大学および欧米諸国の大学卒業者、奉職履歴は確認できません。明治一〇年代は、ほとんど「従来開業」であり、明治二〇年代に「限地開業」、明治三〇年代に「試験及第」という流れになっています。

少し詳しく、その医師免許の種類と条件をみておきます。

二 「帝国大学医学部」卒業生、「医学校・医学専門学校」卒業生

一八七九年の「医師試験規則」で、日本官立大学および欧米諸国の大学校の卒業生については、無試験制度がとられます。彼らの称号として「医学士」が規定され、「ドクトル」（欧米に留学して医師になった人）、「医学博士」の称号も「明治四二年医籍」にはみられます。

一八八二年には、地方医学校の発達と地方医学奨励の意味もあって、「医学校卒業生試験ヲ要セス医術開業免状下附」が達せられ、文部卿の認可を得て、一定の条件をそなえた医学校の卒業生は試験を要せず、ただちに医師免許が与えられることになります。医学専門学校の卒業生には、その

称号として「医学得業士」が与えられることになっています。ちなみに、明治末期に屋久島一湊では、医学得業士・日高實童氏を招聘する運動が新聞に記載されています。

三　医術開業試験と「試験及第」

医術開業試験とは、一八七五年より一九一六年まで行われた制度です。

一八七五年に、衛生行政事務が文部省から内務省に移管されるなかで、医師開業試験の事務も内務省に移ります。内務省は一八七六年に、各県において医師開業試験を行うよう要領を示し、一八七八年までに各県において医師開業試験が行われました。一八七九年には、「医師試験規則」が制定され、一八八三年に「医術開業試験規則」に改められるなかで、全国統一の試験制度が整備されるようになります。

一八八三（明治一六）年の「医術開業試験規則」の要領は、次のようになっています。

・試験場　全国九カ所、年二回試験実施

・試験科目

前期：物理学、化学、解剖学、生理学

後期：外科学、内科学、薬物学、眼科学、産科学、臨床実験

・受験資格　一年半以上の「修学」履歴が必要

年齢制限はなく、受験資格として、前期および後期とも一年半以上の「修学」しか求められていません。合計二万人を超える合格者を輩出し、明治期日本の開業医の主要な供給源となります医術開業試験は、その合格のため「前期三年、後期七年」と言われるほどの難関で、そのための受験予備校が創設されています。それは、一八七六年に設立された済生学舎でした。明治三六年廃校になるまで約二万一〇〇〇人が在校し、一万二〇〇〇人弱の医師を送り出しました。廃校後は日本医学校を創設、後に日本医科大学に発展します。

屋久島からも、ここに学んで医師免許を取得した医師がいたことは、のちに述べます。

四　「従来開業」

「従来開業の医師は、学術の試験を要せず唯履歴と治積とを較量し、姑く之を二等に分けて仮免状を授く」（医制三七条）、にもとづきます。「医制」発布以前は、各地方庁より無試験で営業鑑札（「仮免許」）が付与されていましたが、明治一六年の「医師免許規則」により「国家資格」となります。

それでは、「従来開業の医師」とは、どのような医師でしょうか。布施昌一『医師の歴史』（一九七九）は、江戸時代の医師無免許体制のもとで医師になった「徳川医師」を、次の四つに類型化しています。

（一）正式に師について医術を学んだ医師。（二）儒者ないし儒の心得ある者がその学力で中国の医書、日本の医書を読み、かたわら多少とも医師について学んだ医師。読書医師。（三）無学文盲医師と独学医師。（四）まったくの経験医師。

詳しくは原著にあたっていただきますが、「従来開業」とは、「免許制度」がない江戸幕末からのつながりにあり、布施の類型にみるようにその内容は多様ですが、ここでは士族には有利な条件であったことを確認しておきます。

そのほか、無試験で営業鑑札が付与され、統計的には従来開業に含まれている場合もある「医師免許」が、次の二つになります。「下付」条件をみておきます。

○「奉職履歴」：一八七七（明治一〇）年、維新以来医術をもって官省に勤務し、あるいは地方公立医学校病院において教授または治療を専任し、当初より一家をなす者については、試験を用いずして免状が下付される「奉職履歴医」の制度が認められている。

○「開業医子弟」：明治一五年、満二五歳以上の開業医の子弟については従来開業医とみなして無試験で免状交付。ただし届け出期間は約五カ月であった。

「明治四二年医籍」では、鹿児島市には「奉職履歴」はある程度の記載がありますが、郡部には少なく、熊毛郡では一名でした。なお、「開業医子弟」は見当たりませんでした。

五 「限地開業」

この制度は、明治一六年の医師免許規則、「第五条　醫師ニ乏キ地ニ於テハ府知事縣令ノ具状ニヨリ内務卿ハ醫術開業試験ヲ経サル者ト雖トモ其ノ履歴ニヨリ假開業免許ヲ授輿スル」にもとづいています。明治一七年には、「山間若シクハ孤島等　極メテ僻陬辺境ニシテ　到底本免許醫師移住ノ目途無之ノ地」に限り、仮免許の限地開業医を認めるとしています。屋久島での「限地開業」の登録年は、明治二三（口永良部）、二四（安房）、三〇（平内・小島・尾之間）、三八年（永田）の四名となっています。

さて、大正元年の医師総数四万人中、従来開業（履歴・限地開業を含む）は約一万人（二五％）、試験及第は約一万五〇〇〇人（三八％）、医学専門学校等の卒業者約一万二〇〇〇人（三〇％）、帝国大学卒業者約三〇〇〇人（八％）でした（『県医会史』）。明治七年には八二％を占めていた従来開業医は、約四〇年の間に二五％となり、「試験及第」や医学専門学校卒業者が、その補完をしていくことになります。

六　「医籍登録」と医家の等位分類

新村拓は『日本医療史』（二〇〇六）のなかで、次のように述べています。

医師法が制定された明治末期、日本には上述のような多様な医師がいた。「上流医」は帝国大学を卒業した「医学博士」や「医学士」であり、「中流医」は所謂「医学得業士」などであった。地域で一般の人びとの診療を行う開業医の大半は、「下流医」とされた。「下流医」の中には、医学を学んで試験に合格した人の他に、漢方医を中心とした従来開業医や官公立病院に奉職していた奉職履歴医、医師が足りない地で診療する限地開業医などの無試験で免状を交付された人びとが含まれ、医療の水準にもばらつきがあった。

医学博士を頂点とする医師の中では下位に位置づけされ収入が少ない開業医であっても、その診療料金は庶民の手の届く額ではなかった。医師に対して、死ぬ時の診断書ではなく、生きるための治療を無理なく依頼できたのは、地域の中の富裕層に限られていた。

新村の指摘は、医師を選択できる都会ではそのような状況が可能であったと思われます。しかし、離島では、まず医師の選択はできません。そして、貧富の差が少ない（ほとんどが農漁民）経済環境では、住民も医師も共に困難な状況であったことは、のちに述べます。

第三節　鹿児島県の医師の状況

鹿児島県の「医療史」を知るために参照した資料は、次の二冊です。
まず、『鹿児島県医師会史』（平成二年）の目次は、次のようになっています。

第Ⅰ編　薩摩における医学の胎動
第Ⅱ編　鹿児島医学の黎明
第Ⅲ編　鹿児島県連合医学会の誕生まで（明治初期から明治二三年まで）
　第一章　明治初期の全国医師の状況
　第二章　西南戦役の医療
　第三章　西洋医学（オランダ医学からドイツ医学へ）に対する漢方医の反発
　第四章　県立鹿児島医学校と私立鹿児島病院
　第五章　明治二〇年頃から県連合医師会創立まで
第Ⅳ編　鹿児島県連合医会の創立（明治二三年）から大正末期まで

（以下第Ⅸ編まで省略）

もう一つは、森重孝『鹿児島の医学』（平成五年）です。森氏は『県医会史』の編集委員でもあり（第Ⅰ編、第Ⅲ〜Ⅳ編）、両書には重なるところが多くみられます。

以下では、『県医会史』のデータを筆者が改変して使用しました。統計の出典、但し書などは割愛しています。なお、医師総数は、出典により、相違がみられることをあらかじめ述べておきます。

一　鹿児島県の医師養成機関

まず、鹿児島県の医師養成機関は、どのようになっていたのでしょうか。

（一）鹿児島医学校

明治三年、鹿児島に赴任したウィリアム・ウィリスは、鹿児島医学校を設けた。

鹿児島医学校には、本科と別科があった。本科の教育は四年間とし、正科として英語、万国地理、解剖学、生理学などを原著で講義した。別科は二年制で、多くは医者の子弟たちに、実地研修、調剤などを教えた。

門下生は、修業年限三カ年で試験を受ける資格を与えられて、合格すれば医師の免状が授与された。ウィリスの鹿児島医学校在職六年余りの間に、彼の名声を聞いて県内、県外から三〇〇〜四〇〇名の医学生が集まり彼の教育を受けた。

明治八年、ウィリスは英国へ一年間一時帰国し、明治九年に鹿児島へ帰るも、明治一〇年西南戦争で鹿児島医学校は閉鎖となる。

（二）県立鹿児島医学校

明治一三年の第一回鹿児島県会で、医学校と附属病院開設の議案が可決された。

明治一五年五月に文部省は、県立鹿児島医学校を乙種医学校に指定した。乙種医学校は速成の簡易の学校で、三年間の修業を終え検定試験を受けて、医師開業の資格が取れることになった。

学年は五月一日に始まって翌年四月三〇日に終わる。一学期を二期に分け、五月から一〇月までを夏半期、一一月から翌年四月までを冬半期とした。授業料は一カ月五〇銭であった。入学志願者は満一八歳以上の者となっていた。

一年生には物理、化学、解剖学、生理学、薬物学などの基礎医学を教え、二年生には内科、外科の総論、三年生には内科、外科の各論、産科、眼科などの講義があった。講義のほかに解剖実習もあった。

明治二〇年の勅令で、地方税による医学校の経営は中止されることになり、二一年三月、県立鹿児島医学校は五年間の歴史を閉じます。九州の医育機関は福岡、長崎、熊本の三県だけとなります。次に、鹿児島県の医師養成機関が設けられるのは、昭和一八年四月の県立鹿児島医学専門学校となります。

「県立医学校」を詳しく説明した理由は、ここに学び卒業した唯一の屋久島生まれの医師梅田巖知がいたからです。梅田巖知についてはのちにまた、詳しくふれることになります。

二　医師数・免許種類の推移

(一) 鹿児島県の医師数の推移(表1―1)

表1―1は、鹿児島県の医師数の推移です。明治三四年に医師数がそれ以前より目立って多く減少したのは、この年七月に医籍・薬剤師名簿編成や加除訂正既定などによって整理されたためです。

明治一八年一二月現在の全国医師総数は、三万八九〇九人(愛媛県医師数の調べを欠く)、鹿児島は一四〇〇人で、青森(一九二六人)、大

表1－1　鹿児島県の医師数の推移

明治	医師総数	鹿児島県医師数
18	38,909	1,400
20	40,879	1,280
22	41,405	1,281
24	42,348	1,268
26	43,196	1,292
34	33,508	987
36	34,611	980
38	35,511	1,010
40	36,169	1,028
42	37,071	1,021
43	38,055	1,035

＊『県医会史』の資料を筆者改変

阪（一七一三人）、東京（一六七〇人）、新潟（一六六〇人）、福岡（一五五八人）、熊本（一四四八人）についで、全国七番目に医師数が多いということになっています。

明治二六年末の調査によると、人口一万人に対する比率は、鹿児島県は一二・四六と、全国で一〇位でした。なお、明治初期の医師の対人口比は、千人当たり一・四～一・二人、明治末期は、およそ〇・八人と減少傾向を示します。

ちなみに、鹿児島県（薩摩藩）の人口は、明治二、三年の調査では、八九万六八〇八人とされ、明治二〇年代はおおよそ一〇〇万人前後、三〇年代一一〇万人台、明治末期から大正初期は一二〇～一三〇万人台に増加していきます。

(二) 医師数と医師免許の推移（表1―2）

表1―2は、医師免許種類ごとの医師数の推移をみたものです。

明治初期（明治九年）は、医師免許の種類からみると、圧倒的に従来開業医が占めています。明治政府は、医師免許制度や医学教育制度を改編していく過程で、「漢方医」から「洋方医」への転換を図っていきます。それにより、「従来開業」すなわち「漢方医」は、明治九～一六年は九〇％を占めますが、明治二〇年は八一％、明治三〇年六一％、明治三五年四七％、明治四〇年三四％、明治四四年二五％と減少していきます。

「洋方医」への転換を図るため、まず医術開業試験制度がつくられ、そこでは漢方科目を除外し、医師の西洋化を目指します。「試験及第」は明治九年には二五名でしたが、明治四四年には一万三五〇二人となり、医師総数の三五％を占めるようになります。しかし、この制度は大正五年に廃止されることがあらかじめ決定されており、その後の免許下付はなくなります。

一方、医学研究者・医学教育者の養成を目的とする大学、西洋医学の臨床医を養成するための医学専門学校（医専）の設置もすすめられます。大学卒業とは、東京大学医学部医学科または帝国大学医科、大学医学科を卒業した医師をいいます。

専門学校卒業とは、官立専門学校（高等中学校医学科、高等学校医学部医学科または官立医学専門学校医学科）または府県立医学専門学校（府県立の甲種医学校、特許医学校、府県立専門学校医学科）を卒業した者です。

表1―2から明らかなように、明治末期には、「従

表1－2　医師数と医師免許の推移

明治	医師総数	従来開業	試験及第	奉職履歴	大学卒業	府県医学校等	医学専門学校
9	23,309	23,284	25	—			
12	35,999	34,182 (95%)	939 (2.6%)	878 (2.4%)			
17	40,880	35,319	3,313	1,640	494	86	
20	40,343	32,839 (81%)	4,072 (10%)	1,595 (4%)	1,041 (2.4%)	744 (1.8%)	
30	39,392	23,950 (61%)	8,467 (21%)		1,470 (3.7%)		3,620 (9%)
35	34,185	15,913	10,860		1,437		5,048
40	36,169	12,380	12,514		1,975		8,176
44	38,824	9,738 (25%)	13,502 (35%)		2,905 (7%)		11,692 (30%)

＊『県医会史』の資料を筆者改変（%は筆者追加）

来開業」は二五%に減少し、「試験及第」三五%、「医専」三〇%と、その減少分を補充している形になります。一方、大学卒業は、まだ七%を占めるにすぎません。

三 「明治四二年医籍」での族籍統計

明治四年の族別人口は、鹿児島では平民約七四%、士卒約二六%、明治六年族別人口は、全国では平民九四%、士卒六%でした。なお、大正一〇年の屋久島の統計では、戸数別の資料があり、それによると平民九五五戸(九八・五%)、士族一五戸(一・五%)となっています。

明治四二年の市町村制の際、大規模な合併が行われましたが、鹿児島市を除く地域では、ほぼ旧郷(旧外城)を単位に合併を行い、一一四町村に統合されています。制度は変わっても、行政の実態と人間関係には大きな変化はなかったことになります(中村、二〇〇〇)。

これを前提に、「明治四二年医籍」での族籍、免許種類

表1—3 市郡別の医師族籍と平民率

族籍	鹿児島市	曽於郡	肝属郡	熊毛郡	姶良郡	鹿児島郡	日置郡	川辺郡
平民	16	12	8	6	13	6	14	14
	15%	20%	7%	12%	17%	15%	14%	13%
士族	90	48	114	44	65	34	83	97
計	106	60	122	50	78	40	97	111

族籍	揖宿郡	薩摩郡	伊佐郡	出水郡	小計	大島郡	追録	総計
平民	5	16	4	19	133	74	18	225
	11%	13%	11%	37%	14%	83%	30%	21%
士族	40	107	31	33	776	15	42	833
計	45	123	35	52	919	89	60	1068

*「明治42年医籍」をもとに筆者作成

別統計を作成し、中村の見解を確認しておきます。

表1―3は、鹿児島県の一市一二郡別の平民と士族医師数、および平民医師率をみたものです。大島郡は平民率が特異であるため、「追録」は住所が不明なために、別掲としています。平均的には、明治四二年段階で、平民医師の占める率は一四%となっています。「平民」比率が多い郡は（大島郡の八三%を除く）、出水郡三七%、曽於郡二〇%、姶良郡一七%で、少ないのは肝属郡七%、揖宿・伊佐郡各一一%となっています。

明治期において、鹿児島県の医師は、「士族」出身者に占められていることは明らかですが、それが「外城制」とどのような関係があるのか、また大島郡の「平民」割合八三%が占める意味などについては、本書では言及できるまでには至っていません。

四　離島の医師状況

それでは、離島の状況はどのようになっているのでしょうか。

(一) 医師数の推移（表1―4）

各年度の医籍での医師数をみますと、どの離島も医師数は、明

表1－4　離島の医師数の推移

	明治22年	明治42年	大正10年	昭和8年	昭和16年
屋久島	1	16	9	3	5
種子島	3	33	28	18	12
甑島	14	17	9	9	7
長島	5	5	2	2	4
大島郡	30	89	65	48	35

＊各年の「医籍」より筆者作成

治四二年をピークに漸減していく傾向にあります。

(二) 族籍の状況 (表1―5)

この数字は、「明治四二年医籍」をもとに、甑島は薩摩郡より、長島は出水郡より、屋久島・種子島は熊毛郡より選択類別しました。「追録」は含まず、大島郡は参考のために再掲しています。

平民比率が少ないのは種子島(九%)で、多いのは長島(四〇%)でした。このことが、種子島が外城制で私領に属していたこと、他の島々が薩摩藩の直轄地であったことの影響を受けていたのかは明確ではありません。ちなみに、長島は種子島とおなじ私領とされているからです。また、大島郡の場合、明治二年の奄美の郷士格四〇家ほど、明治七年(一八七四)の大島の郷士格七二家、徳之島三八家との記録があり、戸籍上の士族との関連を明らかにしなければ問題の解決には至らないようです。

いずれにしても本書では、明治期の屋久島の医療では、「鹿児島士族」の動きが重要であったことの確認をしておくための統計です。

表1―5 離島の医師族籍と平民率

族籍	屋久島	種子島	甑島	長島	小計	大島郡	計
平民	3 (18%)	3 (9%)	2 (18%)	2 (40%)	10 (14%)	74 (83%)	84
士族	13	30	15	3	61	15	76
計	16	33	17	5	71	89	160

＊「明治42年医籍」をもとに筆者作成

(三) 医師免許の種類 (表1―6)

明治初期の「従来開業」の比率は八〇~九〇%であり、明治四四年は二五%までに減少したことはすでに述べました。

この全国的な動向に対して、「明治四二年医籍」からみた離島の状況が表1―6です。種子島を除き、いずれの離島も「従来開業」比率は六〇%台であり、全国の約二倍になっています。なお、種子島・大島郡での医専・医学校・医科大学などの、いわゆる「中流医」の開業が多くなっています。

医師数の推移からみると、「明治四二年医籍」が離島の医師数のピークになっています。これは、おもには、従来開業医がこの時点までは多数を占めていたことによるものと考えます。

県立鹿児島医学校は明治二一年には廃校となり、医術開業試験か他県の医学校への進学の道しか残されなくなった鹿児島県では、その供給は進まなかったと思われます。

表1―6　離島医師の免許種類

	屋久島	種子島	甑島	長島	大島郡
従来開業	10 (63%)	16 (48%)	11 (65%)	3 (60%)	57 (64%)
限地開業	4 (25%)	5 (15%)	3 (18%)		4 (4%)
試験及第	2 (13%)	8 (24%)	3 (18%)	1 (20%)	21 (24%)
得業士		3 (9%)			4 (4%)
医学校		1 (3%)		1 (20%)	2 (2%)
学士					1 (1%)
計	16	33	17	5	89

*「明治42年医籍」をもとに筆者作成

第二章　屋久島を生きる

明治政府は「西洋化」をめざして、矢つぎ早に「学制」や「医制」の公布を行います。このような「制度」や「法令」が通達された、その頃の離島、村落共同体としての「村（ムラ）」の暮らしを知っておく必要があります。なぜなら、「学制」も「医制」も、人びとの暮らしのなかで関係づけられる「制度」だからです。

さて、それでは、屋久島の明治・大正期の暮らしはどのようになっていたのだろうか。屋久島の医療状況に進む前に、当時の屋久島の暮らしを概観しておきます。

第一節　明治の屋久島に暮らす――村落（ムラ）の生活

平成一九年発行の『屋久町郷土誌（第四巻）』では、屋久島の説明は次のようになっています。

「屋久島は直径二十七㎞のほぼ円形をした島であるが、『洋上のアルプス』といわれるように千メートル以上の山々が数十座もあり、きわめて深い山地をつくっている。」

「このため耕作に適する平坦地は少なく、海岸に沿った帯状の段丘面上にわずかに見られるのみである。」

それでは、明治の人びとは、自分たちの「村落」をどのように表現したのだろうか。

一　「明治二十年　屋久島略記」――中間村の地勢と生活基盤

ここに、「明治二十年　屋久島略記」としての「中間文書」が残っています。当時の中間村世話人が、戸長役場に宛てた文書です。段落は筆者がつけています。

別紙屋久島略記取調届出旨御達ニ依リ　奉承候之付
詳細取調候處届書ノ通有之候条　此段及御届候也
駅謨郡中間村世話人
山崎勘左エ門

明治二十年十一月十三日
駅謨郡安房村外九村
戸長役場　御中

屋久島略記

中間村地形　頭ハ高山ニシテ　下ハ平坦赤砂黒土ニシテ　水利ニ不便ナリ

故ニ田ニ乏ク畑モ乏ク下等ニ位ス　東北ハ両村ニ境シ　西南ハ海ニ望ミ山林
原野官有地アリ　而シテ十中二部ハ肥良ノ地所ニシテ　八部ハ薄地ナリ
耕作ノ便利甚不宣
甘藷ダケ大概産出スルノミニテ　其地五穀ヲ充分ニ耕作スルコト不能
故ニ将来五穀及甘蔗ヲ繁殖ス可キ便利ノ地所少シ　然リ乍当村ハ旧藩代ヨリ
専ラ漁業ヲ營ミ　十分ノ七ハ漁民ニシテ其他ハ農民ナリ
小港アリテ港口満潮ノ節深六尺ニ至ル　漁船ノ出入ニ　アンシヨ妨害アリ
時化浪立ノ節ハ小船ハ濱ヘ引上　鰹船ハ栗生港ヘ廻船シテ時化ノ難ヲシノケリ
物産ハ鰹節　文鰩魚　砂糖等ナリ

当時の中間集落の地形や地勢、生活基盤となる産業について、簡明に述べられています。そこでは、生きていくための生活の視点から記載されているために、力強さが感じられます。なお、甘薯は「サツマイモ」、甘蔗は「サトウキビ」、文鰩魚は「トビウオ」です。

二　生活の基盤――漁業中心の生活

（一）村落からの輸出品

屋久島略記で、中間村世話人は、田畑に乏しく（「田ニ乏ク畑モ乏ク下等ニ位ス」）、藩政時代から村人のほとんどが漁業に従事してきたこと（「十分ノ七ハ漁民ニシテ」）を、戸長役場に報告しています。そのことは、「中間村落誌」にある明治一九年分の「中間河岸場物貨輸出入表」をみるとわかります。

「原村落誌」にも、おなじような明治二〇年の輸出入取調が残っています。上段が中間村、下段が原村の輸出品です。当時の原村の人口は二九〇人と明記されていますが、中間村は二〇〇人前後と推測されます。

明治一九年中間村輸出表

カツオ節	二三〇貫	二四八円
カツオ煎	八貫八〇〇目	三円八二銭
カツオ塩辛	八斗八升	三円五二銭
トビウオ	三五〇〇尾	七円

明治二〇年原村輸出取調

千八百貫目	千四百四十円
三二貫目	八円九十九銭八厘
三二貫目	八円九十九銭八厘
千献	三円五十銭

黒砂糖　　　　　　百六十貫　　四十五円
計　　二六二円三四銭　　計　　千五百九円九十九銭八厘

両村の当時の輸出品は海産物がおもで、そのうちカツオ関係品が九〇％以上を占め、カツオ漁が村の唯一の産業といえる状況でした。ただ、原村は黒砂糖が輸出されているので、サトウキビ栽培がすでにはじまっていたことがわかります。

明治一九年の中間村は不漁であり、人口比を考慮しても生活への影響は大きかったと思われます。また、原村でも明治二一年は、カツオ製品の売り上げは不漁のため約五六四円であった、と記載されています。漁業による生産活動は非常に不安定であったことがわかります。

いずれにしても、「藩政時代から各村は、中間村と同様、農業は自給にも満たない程度で、カツオ漁を中心とする漁業を盛んにし」、「明治末期ごろまでは、各村、中間村と大差ない状態」（「中間村落誌」）でした。

(二) 輸入品――暮らしに必要なもの

それでは、当時の生活に必要なものはどのようなものだったのかを、原村の輸入品からみます。

輸入品（島外に依存する品々）のほとんどは、衣食住の生活必需物資と、帆・網などの生業必需物資でした。とくに、藩政時代から田畑が少なかったこともあって、米・麦・大豆・麦などの食料品の購入は、輸入金額の五八％を占め、端物（反物）などの衣類も約一八％を占めています。

明治二〇年輸入品（原村）（四捨五入して円単位）

米三九三円、大豆五九円、塩三六円、麦二〇円、茶七円、ソーメン一一円

端物（反物）一〇四円、綿四円、手拭い一〇円、足袋四円、下駄三円、カサ三円

石炭油二五円、種子油一八円、丁子油三円、ローソク二円、線香四円

船掛帆二二円、網四三円、釘一円、鉄地金二円

書籍七円、墨二円、筆二円、百田紙一〇円。半紙二円

計九三九円（輸入品目数は三二品目）

明治二〇年度の原村では、輸出一五〇九円九九銭八厘に対して、輸入総額は九三八円六四銭五厘となり、収支は黒字で約五七〇円となっています。当時の原村の人口は二九〇人で、明治二〇〜三〇年頃までは、豊漁であれば住民の生活および村落の経営は順調でしたが、明治二一年度（輸出高五六四円）のように不漁の年は大変でした。

それまでの藩政時代、屋久島の各村の住民は、いちいち藩庁の許可をとらず屋久杉を伐採し、平木を作り、免（税）をはじめ、各種の上納物の代わりとしていたといわれ、また、平木や諸木は米との交換あるいはその他の生活必需物資との交換にも利用されていました。したがって、海の不振

のときには、山稼ぎでそれを補うことができ、裕福な生活をしていたといわれます。

三　地租改正と漁業衰退による生活の困窮化

屋久島の暮らしを語る時、「地租改正」問題は避けて通れません。地租改正やその後の官民境界調査により、山がほとんど官有となり、漁業とともに藩政時代から村を支えてきた山稼ぎがなくなり、生活の困窮化が進むことになります。「原村落誌」をもとに、地租改正後の村落の困窮をまとめてみると、次のようになります。

明治一二年の地租改正、明治二二年の官有林境界踏査により生業上欠くべからざる家材・船材・薪炭材などの供給の場であった前岳地域林のほとんどが官有地に組み入れられたことにより、村人の生活は困窮の度を深めていくことになる。

明治一二年に開始された地租改正は、他の村々と同様、村人の生活に大きな影響を与えることになる。藩政時代から海と山で生業を立ててきた村人は、山林のほとんどが官有となったため、生活の糧を海に依存していくことになった。

そして、明治三五年頃より、しだいにカツオ漁は衰退し、村落運営に大きな影響と変化をもたらします。明治三五年の新聞記事では、次のように報道されています。

新聞記事（明治三十五年十一月七日）

〇下屋久村短信

漁猟　當村は鰹鯖の漁業を以て生計を営む所なるが　本年は該漁業例年に比し不猟のため村民大いに苦しみ税金滞納の者も少からず

農業　甘藷は例年に比し非常たる上作にて　昨今ぼつ〳〵土中保護法に着手せり

教育　當村各小學校は　他村に比し出席歩合最下等の地位にありしが故に　當局者は夙に之を憤慨し百方手を盡して奨励せし結果　目下各校出席歩合九四、五を下らざるに至りしは最も喜ぶべき現象なり　（以下省略）

四　教育費の負担と小学校編制の推移

この頃になると、主要な収入源である漁業の不振が、村落の経済を圧迫するようになります。それは子供の小学校教育はもちろん、学校運営にも影響を及ぼしていくことになります。それでも住民は、教育に対する支出は負担しています。「中間文書」には、次のような書類が残っています。

明治三十五年　請求書仝領収書　共綴

明治三十四年教育費支出　合計金ハ弐百四拾六円七拾五銭九厘

是ヲ栗生戸数二一三戸　中間戸数四十戸　合計二百五十三戸ニ賦課スレバ一戸ニ付金九十七銭

五厘トナル

栗生　二百七円七十四銭五厘、中間三十九円一銭二厘トナル

どの『小学校沿革史』でも、学校設立時の状況に共通しているのは、寺子屋的な教育から出発し、経費は学区（各村落）が負担して、独自に教員も雇用していたことが述べられています。『大正一二年郷土誌』から教育の項を抜粋すると、次のようになります。

・學校設立

本村ハ藩政時代ハ寺子屋ナリシガ教育令実施セラル、ニアタリ　明治十三年三月各部落ニ一小學校ヲ設置シ　経費ハ學區負擔トシ雇教員ヲ置キテ経営セリ

・小學校令實施ト教育ノ進歩

明治十九年小學校令定メタルヤ各部落ノ學校ヲ尋常小學校トシ　黒葛原兼成氏ヲ栗生校長トシテ他校ノ兼務校長トシテ兼任セシガ　明治廿六年ヨリ従来ノ十小學校ヲ併合シテ現在ノ栗生平内　尾ノ間　原　粟穂ノ五校トシ通学區域ヲ二箇部落ニ定メ教育ノ進行ヲ計リタリ

明治二十八年栗生ニ嶽南高等小學校ヲ立テシガ　三十四年之ヲ栗生尋常小學校ニ併合シ四十二年五月尾間小學校ニ高等科ヲ設置シ　大正七年粟穂小學校ニ高等科ヲ設置シテ現在ニ至ル　又實業補習學校ハ大正五年ヨリ現在ノ通リ設置セラレタリ

明治一九年の教育令では、尋常小学校は四年、高等小学校は四年に再編成されていますが、尋常小学校の無償四年間の義務教育が定められるのは明治三三年です。しかし、現実には「中間文書」にみるように、住民負担は続いています。

第二節　大正の屋久島に暮らす——村落（ムラ）生活の変化

前節では、「村落誌」をもとに、明治期の中間、原村落の経済基盤を述べました。ここでは、大正初期は『大正三年郷土史』をもとに、大正中期は『大正一二年郷土誌』をもとに、八幡（湯泊・平内）・原（原・麦生）・粟穂（安房・船行）校区と、「下屋久村」の暮らしを概観しておきます。

一　交通――陸路・海路ともいまも未整備

小学校は前述のように、明治二六年までは各村落にありましたが、それ以降は二村落で一校区となりました。子供たちの通学はもとより、生活の基盤としての交通は重要な要素ですが、大正初期になって、交通の便は良くなったのでしょうか。『大正三年郷土史』では、次のように記載されています。

（一）八幡尋常小学校（湯泊・平内）

「内地トノ交通ハ　本区域内ニ汽船ノ往復スルコト今日ノ処全ク之レナク　サレバトテ宮之浦ニ至ニハ拾里ヲ距テ、居ル上ニ　道路山坂険難ノ所多ク車馬ノ通行到底出来ズ　交通ノ不便最モ甚シ」。荷物を運ぶには、船か人夫を雇うかしなければならないが、船は天候に左右され、人夫の賃金は高い。このような状況に対して「嗚呼此ノ地ノ交通ノ便ヲ謀ル尤モ急務ナルモ亦如何ナル方法ニ依ルベキカ前途望ナキ有様ナリト言ハザルベカラズ」と嘆いています。

（二）原尋常小学校（原・麦生）

「当地ハ交通不便ノ地ニシテ　幅僅カニ一間内外ノ里道アリテ　尾之間安房ニ通ズ坂路ノ全部未

ダ開索充分ナラズ　為メニ岩石露出シ　且ツ河川多キヲ以テ　漸ク人馬ノ通行ニ過ギズ」の状況でした。

それでは、大正一二年には改善されていたのでしょうか。『大正一二年郷土誌』では、次のように記載されています。

交通について

（一）陸路　本村ハ海岸ヨリ遠カラズシテ山岳トナリ　平地少ク且ツ河川多クシテ道路ヲ開ケズ　道路ハ唯巾一間位ノ里道一條アルノミニシテ　ソレスラ人口ノ少キタメカ　草生ヒ茂リテ馬サエ通ズルニ困難ナリ　車道ノ如キマダ遠シ

（二）道路発達セザル原因

①地勢上　山岳多クシテ及河川多キコト

②部落集團シテ各独立ノ王国ノ如ク　殆ンド他ノ部落ト交渉ナシニ生活セルタメ　他ノ往来少キヲ以テ自然発達セズ

③各部落　皆海岸ニノゾメルガ故ニ　一部落ヲ中心ニシテ往来スルコト少ナキタメ等ナリ

（三）航路及港湾

海岸良港少ナクシテ船ノ碇泊ニ便ナラズ　サレバ氣船ハ唯安房ニ数日越ニ寄港スルニ

過ギズ　今日ノ如ク天候悪シク船少ナキ時ハ十数日モ寄港ヲ見ザルコトアリ　然レドモ近来発動船ノ航海ヲナスヲ以テ安房川栗生川等ハ最良ノ発動船港ニシテ各数隻ノ発動船アリ　コレヲ根據地トシテ村内貨物ノ運搬ニ従事ス
安房ヲ根據トセル発動船ハ尾ノ間マデノ貨物ヲ運搬シ　栗生ヲ根據トスル発動船ハ多ク小島マデノ貨物ヲ運搬スルヲ以テ　栗生安房ハ實ニ本村ヨリ村外ニ航スル二大門戸ヲナス

このように、大正末期に至るまで、村落間は小学校校区としては多少の行き来（通学など）はあったにせよ、陸路・海路とも発達せず、村落の自立を高め、「ムラ」としての意識（「各独立ノ王国ノ如ク」）は強くなったものと考えられます。しかし、「医療」という面から考えると、医師の往診、「患者」の移動には多大な困難があったことになります。

二　教育について

明治期の学校設立、小学校令実施と教育の進歩は前述しましたが、大正中期の状況はどうなっているかをみておきます。

各小学校の創立年月は、いずれも明治一三年三月とされ、高等科の併置が、栗生は明治二八年四月、尾之間が明治四二年二月、粟穂が大正七年四月です。各学校の通学区域および児童数は表2―1の通りです。

大正一〇年代には尋常小学校は六年、高等科は二年間となっています。表2―1では、尋常科は男女とも就学率は高いが、尾之間、粟穂の高等科女子の就学率は低くなっています。

別の資料では、不就学者七名となっており就学率の向上は著しく改善しています。また、生徒二〇人（男一七、女三）、学生男二名となっており、さらなる高等教育を、少ないながらも島外で学んでいたことがわかります。

表2－1　各学校の通学区域および児童数

校名	通学区域	尋常科 男	尋常科 女	尋常科 計	高等科 男	高等科 女	高等科 計
粟生	粟生・中間	一三四	一四二	二七六	三六	三五	七一
平内	湯泊・平内	五八	六八	一二六			
尾之間	小島・尾之間	五九	四八	一〇七	四〇	一二	五二
原	原・麦生	三三	四三	七六			
粟穂	安房・船行	一一〇	一〇九	二一九	三〇	一四	四四

なお、大正六年度から一一年度までの教育費累計統計があり、それによると大正六年は五九一三円、大正九年一万四二九四円、大正一一年には一万七六九九円となり、約三倍に急増しています。

三　産業基盤の変化

人びとの暮らしや生活の基盤は、産業に多くを依存しています。明治末期から大正中期にかけて、屋久島の産業基盤、ひいては暮らしに大きな変化が起きる時期です。これについてはすでに概要を述べたが、さらに、大正期の村落の具体的状況をみておきます。

（一）漁業から農業への転換時期――湯泊・平内村（『大正三年郷土誌』）

此地ノ生業ハ全ク漁業ニ属シ　文鰩魚ト鰹ノ漁猟ヲ以テ生活シ来リテ　鰹節干文鰩魚ハ日本全國ニ名高シ　然レドモ世ノ進運ニ伴ヒ　種々ノ故障ノ為メ右両魚ノ捕獲ハ年々減少シツ、アレバ　数年ノ後ハ全ク杜絶スベキ運命ニアレバ　人民生計ノ途ヲ失ヒ困難甚ダシク　遂ニ生業ヲ農ニ求メザルヲ得ザルニ至リ　数年来漸ク田畑ノ開墾ニ志シ　彼所此所ニ水稲陸稲甘藷薩摩芋粟そま麦豌豆ガセツ等ノ栽培ヲ見ルニ至レルガ　大ナル岩石ノ突出甚ダシク散在シ　且ツ土地傾斜ニシテ牛馬耕ニ適セズ　人手ヲ以テ耕鋤スルノ外途ナキノ状態ニアレバ　農業ノミニテ

生計ヲ營ムニ至ル迄ニハ尚ホ十数年ヲ要スルナル可シ
今日ニ於テノ　産物ハ米ハ勿論薩摩芋等全部ヲ合セテ住民ノ食半歳ヲ支フルニ足ラザルノ状態ニアルガ　住民ハ薩摩芋ヲ常食トシ米ヲ常食トスル者ハ殆ンド皆無ノ有様ナリ　然レドモ他ニ衣食ヲ求ムルノ途絶テ無クナリタレバ今日ノ所産物トシテ輸出ヲ見ル可キモノハ殆ド之レ有ルナシ（中略）
只米作甘藷作薩摩芋作ノ如キハ土地ノ價格廉ナレバ　優ニ耕作シテモ前途望ミヲ属スルニ足ルアルノミニ止ルナリ

大正三年頃の状況を述べています。鰹節と干した飛魚（文鰩魚）が屋久島の名産となり、高値で取引されていたようです。ただ、カツオ漁はすでに衰退しつつあるので、農業に生活の活路を求めざるをえません。しかし、「大ナル岩石ノ突出甚ダシ」、「土地傾斜ニシテ牛馬耕ニ適セズ」、人力で開墾して生計を営むのに、なお十数年要することが述べられています。現在の農産物では住民が食べる半年分しか生産できないが、将来に望みを託すことになります。
さらに、日用品は島外から「輸入」しなければならず、その輸入品の値段が高いことを、次のように憂えています。その状況は、現在も変わっていません。

住民ハ甘藷ヲ常食トスルコト前述ノ如シ　然レドモ之レトテ需用ヲ満スヿ能ハザレバ　他地

方ヨリ購入スルモノアルノ有様ナルガ　交通ノ不便ナルヿ別項ニ述ブル如クナレバ　其ノ値ノ高キヿ驚クニ堪ヘタリ

米ヲ食セン時鹿児島市ヨリ購入セザルベカラズ　運輸不便ノ所高値トナルベキハ勿論　数十日以前ニ註文セザルベカラズ　醤油ノ製造亦之レナク　石油焼酎麦大豆等ノ如キハ　鹿児島市ノ二倍値以上ナリ　以テ如何ニ生計ニ困難ヲ感ズルカヲ知ルニ足ラン

(二)漁業の衰退と農林業への転換――原・麦生村(『大正三年郷土誌』)

おなじように、原・麦生村の状況を、統計資料をもとにみておきます。

①生産品および産額(但し重要品)

飛魚三三七五円、甘藷六五〇〇円、砂糖四五五〇円、米三二〇〇円、麦五六〇円、我述(ガゼツ)三九〇円、其の他三〇〇〇円(総計一万八八七五円、一戸一三二円)。

②輸出高

飛魚三三七五円、砂糖四五五〇円、我述三九〇円、材木三五〇円、下駄一二〇円、其の他三〇〇円(総計九〇八五円、一戸六四円)

③輸入品

白米五六〇円、塩三二四円、砂糖六〇円、煙草五〇〇円、大豆四三〇円、石油四〇〇円、反物七〇〇円、ソーメン三二〇円、焼酎四五〇円、肥料一三六五円、其の他一〇〇〇円(総計六一〇九円、

一戸四三円）

大正期にはカツオ漁は完全に衰退し、トビウオ漁だけとなっています。漁業の生産高は全体の一八％、輸出高は全体の三七％となっており、明治二〇年とはかなりの変化が見られます。自給用の甘藷、米、麦以外は輸出になりますが、砂糖が輸出の五〇％を占め、主要産業となっています。

単純に計算しますと、一戸当たり一三二円の生産をし、そのうちの六四円分を輸出し、生活必需品として四三円（輸入）を使います。そして、年間に残る額は約二五円ですから、月当たりにすると二円強となりますので、その生活の程度が推測できます。

「村落誌」から、屋久島の生活が「漁業」中心から「農林業」へ転換してきたのは明らかですが、それは短期間に達成されたのではなく、人力による「開墾」であり、おそらく二十数年をかけてここまでなり、さらに年数を重ねて漁業から農林業への転換を図ることになります。

四　下屋久村概要——『大正一二年郷土誌』

各「村落」の状況をみてきましたが、「下屋久村」の大正中期の状況はどのようになっていたのでしょうか。

（一）職業と出稼ぎ人調査

①職業調査（表2―2）

表2―2の大正一一年の職業調査によると、農業人口が八八％、漁業が一〇％となり、明治期と逆転しています。開墾は困難を極め、食うに困るこのような状況下では、当然、島外に生活の糧を求めざるを得なくなると考えます。

表2－2
職業調査表
（大正11年現在）

職業	本業有業者	被扶養者	計
農業	二八〇〇	二〇一六	四八一六
水産業	一三八	四一四	五五二
商業	一八	三五	五三
交通業	二	七	九
公務員等	四〇	一八	五八
計	二九九八	二四九〇	五四八八

②出稼ぎ先（表2―3）

出稼ぎ先は関西方面が多いようですが、日本全国から海外にまでと広範囲にわたります。

表2－3
出稼ぎ人調査表①
（出稼ぎ先地方別）

出稼ぎ先	人数
大阪	九八
愛知	三九
鹿児島	三四
兵庫	一八
福岡	一六
朝鮮	一六
満州	一四
長崎	一二
山口	三
ほか	一四
計	二六四

＊ほか一四名の再掲

各二名（熊本・京都・台湾・樺太）。各一名（東京・大分・青島・アメリカ・長野・広島）

③出稼ぎの職業別（表2—4）

出稼ぎ人約二六〇名は、およそ当時の人口（五四八八名）の五％程度です。その職業は、女工が最も多く、当時の全国的な状況を反映していると思われます。年齢別資料もあり、一五歳以下が八名、一五歳以上が八五名、二〇歳以上が一六三名となっており、とくに一五歳以上の八五名中六〇名が女性となっています。

さらに、興味を引くのは、医師六名、産婆二名、看護婦一名などの、医療関係者もそのなかに含まれていることです。なお、医師六名については、二名は推測されますが、ほかの四名についての確定はできません。いずれにしろ、大正期になると、戸籍上は下屋久村生まれの医師たちが、逆に都会で活動するようになったことを示していることになります。

表2－4　出稼ぎ人調査表②（職業別）

女工	職工	商業	船員	医者	産婆	看護婦	女中	漁業	官公吏	不明	計
八三	五六	一三	一一	六	二	一	八	七	二五	五〇	二六二

○村外公職ニアルモノ職業別調べ

教員：一一、官公吏：一四、軍人：四六　計七一

（二）下屋久村行政と租税

①村役場事務取扱事項（大正十一年中）

戸籍件数：四七六、婚姻六一、離婚七、出生二三三、死亡九三、死産二〇。

②官公庁

巡査駐在所：安房駐在所――船行・安房・麦生・原

平内駐在所――尾ノ間・小島・平内・湯泊・中間・栗生

郵便局：安房局（無集配）――船行・安房

尾ノ間局（集配）――麦生・原・尾ノ間・小島・平内・湯泊

栗生局（無集配）――中間・栗生

③租税――滞納処分

市町村税

納期ヲ過ギ完納セザルモノ　人員五五二三、税額三九五九〇円

督促状ヲ発シタルモノ　人員三七一六、税額二八三七七円

財産差押前完納セシモノ　人員　九二六、税額　七九四四円

県税

納期ヲ過ギ完納セザルモノ　人員一一〇九、税額　一三五三円

督促状ヲ発シタルモノ　人員一一〇九、税額　一三五三円

④**各種議員選挙有権者数——議員と選挙権**

郡会・県会・衆議院の選挙権を有する者は二九名で、村会議員の定数は一八名、選挙権を有する者は四六六名となっている。郡会議員は二名であるが、県会・衆議院議員はいない。村会議員の日当一円五〇銭。村落別では、四名が安房、栗生、二名が尾之間、平内、その他の村落は各一名となっています。

⑤**財政（予算表）**

大正　七年度：歳入二八六二五円、歳出二八四一九円

大正一一年度：歳入三九〇四〇円　歳出三九〇三八円

それぞれの項目をみておきます。

①では出生二三三名に対し死亡九三名ですから、多産多死の状況は脱していると思われます。②駐在所は、のちに述べます「流行病」との関係があります。郵便局については、情報伝達と関係があります。③租税については、前述の明治三五年の新聞報道のように、滞納者が多い状況は変わりないようです。④大正八年当時は、衆議院議員の選挙権は、満二五歳以上、直接国税三円以上を納める男子のみにあることになっていますから、該当者は「下屋久村」では二九名、人口比では〇・五％となります。

(三) 衛生

大正一〇年度の衛生統計は、次のようになります。

①年齢階層別死亡数 (表2—5)

死亡年齢では、二八%は二歳までに死亡し、五〇%は一五歳までに死亡しています。全体の死亡数パターンはU字形、すなわち、乳幼児と高齢者に死亡数が多くなっています。

②死亡者病名 (表2—6)

その原因は、死亡病名にあらわれています。すなわち、「感染症」が当時の主要死因であり、小児期の死亡率の高さはこれによります。なお、この表の病名は、当時の日本の死因分類にそって作成されています。

③国際死因分類 (表2—7)

表2—7は、筆者が当時の国際死因分類(ICD—3)に準じて、再分類しました。現在の主要死因と比較しやすくするために作成したものです。なおその適用期間は、大正一二年~昭和七年(一九二三~一九三二)となっています。

まず、消化器疾患(おもには胃、腸炎)の死亡が、二九%と最も多くなっています。次には、肺炎などの呼吸器疾患が、二三%となっています。そして、「流行病、地方病及伝染病」(麻疹、結核、梅毒など)と分類された疾患が、第三位で一八%となっています。これらは、広義の「流行病」となりますので、全体としては七〇%前後を占めています。
現在の「生活習慣病」（「全身病」、「血行器の疾患」など）に分類される疾患は、一〇%以下となっています。

表2－5　死亡者年齢表

年齢	男	女	計	死亡者累計
0～1	11	6	17	51名 41%
1～2	10	7	17	
2～3	3	2	5	
3～4	4	3	7	
4～5	4	1	5	
5～10	6	3	9	61名 50%
10～15	0	1	1	
15～20	2	1	3	87名 71%
20～25	1	4	5	
25～30	4	2	6	
30～35	1	3	4	
35～40	0	1	1	
40～45	2	1	3	
45～50	2	2	4	
50～55	3	4	7	105名 85%
55～60	5	3	8	
60～65	1	2	3	
65～70	1	0	1	123名 100%
70～80	8	9	17	
計	68	55	123	

表2－6　死亡者病名

死亡原因	男	女	計
麻疹	2		2
百日咳	3	4	7
実布テリヤ		1	1
肺結核	3	3	6
その他臓器結核	1	1	2
癩	1		1
黴毒	3		3
癌	2		2
上記外ノ悪性新生物		1	1
脚気	1	1	2
糖尿病	1		1
爾他全身病		1	1
脳膜炎	4	5	9
脳出血及脳軟化	3		3
心臓ノ器質的疾患		1	1
爾他ノ血行器ノ疾患		1	1
急性気管支炎		1	1
慢性気管支炎	1	2	3
肺炎乃至気管支肺炎	11	5	16
爾他ノ呼吸器ノ疾患	4	4	8
胃ノ疾患	10	12	22
下痢及腸炎	2		2
十二指腸虫病		3	3
虫様垂炎及腸骨蜂織炎		1	1
肝臓硬化	3		3
爾他ノ消化器ノ疾患	2	1	3
腸膜炎	1	1	2
腎臓及ブライト氏病	5		5
婦人生殖器ノ疾患		3	3
爾他妊娠及産ヲ因スル疾患		2	2
皮膚及運動器ノ疾患		1	1
畸形及先天性弱質	3		3
老衰	2		2
計	68	55	123

（四）村是

第十章　村是

一．教育ノ普及徹底ヲ計リ人物ノ養成ニ努ムルコト　以下五項目

二．各部落ノ強固ナル発展ヲ計ルコト　以下一二項目

三．産業計画ヲ確立シ其ノ発展ヲ計ルコト　以下一四項目

四．交通運輸ノ便ヲ計ルコト　以下二項目

五．経済機関ノ統一ヲナスコト　以下二項目

村是は、生活基盤の確立が中心となっています。主要項目および各項目のなかには、「衛生」や「医療」に関する文言は、一つも記載されていません。

表2－7　国際死因分類（ICD－3）

大分類	中分類	死者数	割合
流行病、地方病及伝染病	百日咳、結核、梅毒など	22	18%
全身病	癌、糖尿病など	7	6%
神経系及感覚器の疾患	脳膜炎、脳出血など	12	10%
血行器の疾患	心臓	2	
呼吸器の疾患	気管支炎、肺炎など	28	23%
消化器の疾患	胃、腸炎、肝硬化、	36	29%
泌尿生殖器の疾患	腎臓、ブライト病	5	4%
妊娠及産		5	4%
皮膚及皮下組織の疾患		1	
骨及運動器の疾患			
畸形	畸形及先天性弱質	3	2%
乳児			
老年	老衰	2	
外因死			
不明の診断及不詳の原因			
計		123	

＊表2－6をもとに筆者が再分類

＊ICD－3の適用期間は大正12年から昭和7年

第三節　村落の行政区画編制と人口の推移

第一章で、明治維新前後から西南戦争前後までの薩摩藩と屋久島の支配についてふれました。ここでは、その後の屋久島の行政区画編制の概要を述べておきます。

一　村落の行政区画編制

明治維新後、地方行政組織は目まぐるしく変化してきたことは、第一章で述べています。屋久島について、その過程を図式化したのが図2—1となります。

ここでは、両町の『郷土誌』から、明治一二年以降の状況を整理しておきます。

(一) 上屋久村政の概要（『上屋久町郷土誌』）

明治十二年（一八七九）二月、大区が廃止されたので、種子島との連合編制はなくなり、代わって郡役所が、鹿児島に設けられ、郡長が置かれた。したがって、この時点では、県庁↓馭謨郡役所（鹿児島、馭謨郡長）↓村戸長役場（村戸長）の編制となった。なお、この町村戸長は「編制法」によって、公選制度であった。

明治十七年（一八八四）に、戸長は官選とされ、各村戸長役場を停止し、近隣地域の戸長役場を統合し、連合戸長役場が設けられた。これは、集落（すなわち村）の行政機能を廃止し、連合戸長役場がそれを吸収することであった。屋久島北部と口永良部には、連合戸長役場が一つ置かれることになり、宮之浦に設けられた。そこで宮之浦村ほか七か村連合戸長役場と呼称された。

明治二十二年（一八八九）四月一日「町村制」が施行された。これにより、戸長役場が、地方行政組織の基礎単位とされ、村の呼称を与えられた。かつての村は、村内の大字（おおあざ）となり、地方行政制度上の機能はなくなった。屋久島北部、口永良部は、ここに馭謨郡上屋久村となった。ちなみに屋久島南部は、安房にあった戸長役場をもとに馭謨郡下屋久村となったのである。

薩摩藩 屋久島			藩政期
第60大区		馭謨郡	明治4年 廃藩置県 「郡制」
第60大区		馭謨郡	明治12年 郡区町村編制法
上屋久村	下屋久村	馭謨郡	明治22年 「町村制」
上屋久村	下屋久村	熊毛郡	明治29年
* 上屋久町	** 屋久町	熊毛郡	昭和20年 * 昭和33年 ** 昭和34年
屋久島町		熊毛郡	平成19年

図2－1　屋久島の行政区画編制

（二）下屋久村政の概要（『屋久町郷土誌』）

明治二年（一八六九）二月、川上助八郎を最後の屋久島奉行として奉行は廃止され、明治五年には各村の庄屋も副戸長と改称された。

明治十二年（一八七九）、戸長役場が栗生・尾之間・安房に設置され、また、同時に地租改正が開始された。この地租改正の結果は、以後屋久島の産業経済に大きな影響を与え、島民の苦難の歴史をひもとくことになる。

官民境界調査も、明治十七年ごろにはすべて完了した。その結果は、「明治二十一年、鹿児島県農事調査」によれば、地租改正後の土地所有は、国が九十五％、村が四・五％、個人所有は、僅か〇・五％であることがわかる。総面積の九十五％が官有地、山林原野の九十九％が官有地となっている。

明治十五年、戸長役場区域の改正があり、栗生と安房に戸長役場が置かれたが、明治十七年、またもや改正があり、安房に、安房外九村戸長役場が置かれた。

明治二十二年（一八八九）四月、町村制が施行され、下屋久村となった。役場は安房に置かれた。この年より旧村は、大字〇〇となった。明治二十四年四月、住民の利便を考慮して、下屋久村の中央に位置する尾之間に移転した。

さて、行政区画は、変遷を重ねてきました。『上屋久町郷土誌』では、明治四年（一八七一）の廃藩置県を屋久島の近代社会の誕生とし、近代社会の確立の時期を次のように述べています。

藩政時代以来の「村」は、その近代的な地方行政制度下にあっても、長くその内容を保持し続けた。屋久島、口永良部でも、明治二十二年（一八八九）の「上屋久村」の成立までは、そうであって、住民の生活は、その「村」に強く規定されていた。この「村」が、「大字」となったからといって、その規定性を突然失ったわけではないが、明治二十二年（一八八九）には、旧来の「村」の性格が大きく変わることになった。この時点を屋久島の近代社会の確立とみなくてはなるまい。

『上屋久町郷土誌』では、明治二二年を屋久島の近代社会の確立時期としていますが、本書では、この旧来の「村落」を視座として、医療をもとにした、変わりゆく姿を追い求めることになります。戦後は、町制移行により、昭和三三年上屋久村が上屋久町、昭和三四年下屋久村が屋久町、さらに平成一九年に両町が合併して「屋久島町」となります。

二　屋久島の人口推移

屋久島の「村落」の変化は、その人口の推移にあらわれています。ここでも旧村落単位の人口として、数値は改変しています。

(一)下屋久村の村落別族籍戸数(『大正一二年郷土誌』)

屋久島で、「族籍」が記載された資料として、『大正一二年郷土誌』がありました(表2―8)。すでに述べましたように、戸数比率での族籍割合は、士族一五戸(一・五%)、平民九五五戸(九八・五%)となります。

(二)下屋久村の人口推移(表2―9)

下屋久村は、戦後に分村した集落が、次のように多くあります。

湯泊―旭村(昭二七年分村、昭四八年閉村)
麦生―高平分村(昭三三年)
安房―平野分村(昭二三年)、春牧分村(昭二四年)、松峯分村(昭三五年)
船行―永久保分村(昭二六年)
小杉谷―大正一二年開村、昭和四五年頃廃村

表2－8　上屋久村落の族籍戸数(『大正12年郷土誌』より)

村落名		船行	安房	麦生	原	尾之間	小島	平内	湯泊	中間	栗生	計
戸数		四一	一五二	八〇	七九	一二一	四一	八一	五一	六三	二六一	九七〇
族籍戸数	士族	二	三	〇	二	一	一	二	〇	〇	四	一五
	平民	三九	一四九	八〇	七七	一二〇	四〇	七九	五一	六三	一五七	九五五
現在戸数		三一	一六〇	五二	八一	八七	三四	七五	六七	六一	三〇九	九五七

昭和三五年をピークとした人口の増減傾向は、離島に共通の傾向です。日本の高度成長期にみられた、人口移動が起こっています。

とくに、藩政時代から栄えてきた栗生の人口減少は特徴的といえます。

(三) 上屋久村の人口推移(表2―10)

上屋久村では、椨川の楠川よりの分村時期は不明ですが、長峰が昭和二八年小瀬田より分村しています。なお、口永良部も行政上は、二地区ですが、表では分別していません。

上屋久村でも、全体の人口推移は、下屋久村と変わりなく、高度成長期の島外への人口流失がみられます。

上屋久村でも、藩政時代には栄えた、永田、一湊の人口減少が、著明となっています。

表2－9　下屋久村の人口推移

年代 集落	享保11年 1726年	明治30年 1897年	大正12年 1923年	昭和4年 1929年	昭和20年 1945年	昭和35年 1960年	平成30年 2018年
栗生	569	1184	1557	1950	1555	1373	457
中間	76	296	382	463	459	653	211
湯泊	144	224	343	423	444	434	194
平内	214	262	315	546	506	843	646
小島	35	138	199	266	196	317	201
尾之間	196	463	586	674	676	953	750
原	146	356	475	503	448	714	460
麦生	123	293	347	371	320	＊544	＊479
安房	451	602	838	1228	2179	＊＊3591	＊＊2811
船行	101	151	205	277	398	＋739	＋409
下屋久	2103	3969	5197	6779	7444	△10641	6618

＊昭和35年までは『屋久町郷土誌』より。平成30年は「町報　やくしま」より
＊高平を含む。＊＊平野・春牧・松峯を含む。＋永久保を含む。△小杉谷を含む

表2－10　上屋久村の人口推移

年代 村落	享保 11 年 1726 年	明治 14 年 1881 年	明治 23 年 1890 年	昭和 25 年 1950 年	昭和 55 年 1960 年	平成 30 年 2018 年
小瀬田	(65 軒)		265	858	＊741	＊833
楠川	(124 軒)	524	539	＊＊933	＊＊657	＊＊551
宮之浦	(180 軒)	823	932	2813	3698	2959
志戸子	113 人	305	358	870	504	317
一湊	361 人	976	1253	2822	1418	619
吉田	78 人	192	222	536	380	167
永田	835 人	1044	1160	2123	717	424
口永良部	419 人	402	576	1954	250	108
上屋久		4266	5305	12909	8365	5978

＊昭和 55 年までは『上屋久町郷土誌』より。平成 30 年は「町報　やくしま」より。
＊小瀬田・楠川は享保 11 年、宮之浦は文化９（1812）年の戸数。
＊長峰を含む。＊＊椨川を含む。

第三章　屋久島に生きた医師たち

序章では、「医籍」をもとに、屋久島に関係ある医師たちを拾い出しました。ここではまず、一定の制約はあるものの、医籍をもとにした医師たちの状況を明らかにしておきます。そして次に、『郷土誌』などを加えて、戦前の屋久島に生きた医師たちの「物語」を紡ぐことにしたい。

第一節　医籍からみる医師たち——点としての医師像

「明治二一年医籍」では、駅謨郡には川村医師のみ、「明治三一年医籍」では、竹崎、岡元、竹内医師が記載されていますので、「医籍」をもとにした、明治二〇～三〇年代の開業医師は四名となります。ただ、明治二三年の人口が五三〇五人である上屋久村に、口永良部の竹崎医師のみというのは不自然です。しかし、点としてのこの情報から、屋久島の医師の物語を始めることになります。

序章で述べたように、「医籍」で住所が屋久島である医師は、その当時、屋久島で開業していたことは確実です。他方では、「医籍」にはあるが住所の明らかでない医師、登録していない医師、軍医としての応召などにより記録が漏れている医師などについては、確認できないため除外してあります。この条件を前提として、「医籍」をもとにした戦前期の屋久島の医師たちの特徴とは、どのようであったのだろうか。

一　医師数の変化と「医師免許」

表3―1は、各医籍年での、医師免許種類別の医師氏名を記載しています。これをもとにした、医籍からみる屋久島の明治期・大正期・昭和戦前期の傾向は、次のようになります。なお、名前の記載については、同姓の場合は「名」を追加してあります。さらに各種資料での名前の記載が相違している場合は、原則として訂正していないことをお断りします。

＊明治期から昭和戦前期までのおよそ八〇年間に、限地開業四名、従来開業一〇名、試験及第六名、医学校・医専卒業五名、免許種類不明四名、計二九名の医師が医籍では確認できました。

＊明治四二年の医師免許は、従来開業一〇名、限地開業四名、試験及第二名で、計一六名となっています。明治四二年をピークとし、以後医師数は減少していきます。

＊大正末期になると、限地開業は二名とかわらず、従来開業は五名から二名に減少し、試験及第三名、医学校・医専卒業二名と増加していきます。

＊昭和初期になると、限地開業・従来開業ともみられなくなり、試験及第、医学校・医専卒業のみとなります。医師数は昭和八年には三名までに減少しています。

＊年代別では、明治期は一六名の医師名があり、大正期には新たに一〇名の医師名が加わり、昭

和戦前期になると新たに三名の医師が加わるのみとなります。

なお、卒業した医学校・医専と卒業年は、次のようになっています。

・愛知医大（医学得業士）―明治四二年／長崎医専―大正三年／熊本医学校―大正五年／熊本医専―大正七年／東京医専―大正九年。

さて、明治期に活動し

表3－1　医籍年と医師免許種類からみた医師の推移

医籍年	従来開業	限地開業	試験及第	医学校 医専	不明	計
明治22年	川村					1名
明治31年		竹崎 岡元・竹内				3名
明治42年	川村・野元・関・才川・鶴田・石原・川口童・望月・迫田・外山	竹崎・岡元 竹内 河野	川畑 佐々木			16名
大正8年	野元・鶴田・望月・迫田・川口童	竹崎 竹内	佐々木 櫻井・本田	日高實 川口武	村山	13名
大正10年	望月・迫田	竹崎 竹内	佐々木 桜井・大山	日高實 広瀬		9名
大正14年	望月・迫田	竹崎 竹内	佐々木 櫻井・牛島	日高實 堀之内	池亀	10名
昭和4年			佐々木 櫻井	日高實 堀之内	柏木	5名
昭和8年			佐々木 櫻井	日高實		3名
昭和16年			佐々木 桜井	日高實 池田	野村	5名
計（実数）	10名	4名	6名	5名	4名	29名

ていた医師は、限地開業と従来開業がおもでしたが（一六名中一四名：八八％）、昭和戦前期になると、両者とも医籍のうえでは姿を消します。一方では試験及第と医学校・医専卒業生が参入してくることになり、大正期がその過渡期ということが明らかになります。なお、従来開業などの知識は漢方医学であり、よって、明治期は漢方医学の従来開業と限地開業によって、屋久島の医療は続けられています。

第一章で述べたように、屋久島の医師数と医師免許種類の推移は、全国的な傾向に一致します（表1—2）。

二　「村落」と医師たち

表3—2は、「医籍」による各村落の医師たちです。明治四二年には、それまでの無医村落にも医師名があり、複数の医師が開業している村落もみら

表3－2　医籍年での村落医師の推移

村落	明22年	明31年	明42年	大8年	大10年	大14年	昭4年	昭8年	昭16年
栗生	川村		川村 川畑			牛島			
湯泊			佐々木	佐々木	佐々木	佐々木	佐々木	佐々木	佐々木
小島		竹内	竹内	竹内	竹内	竹内			
尾之間				村山	大山				
安房		岡元	岡元			池亀	柏木		池田
下屋久				本田					
小瀬田			才川						
楠川			望月 川口童	望月 川口童	望月	望月			
宮之浦			関 野元 外山	櫻井 野元 川口武	櫻井	櫻井	櫻井	櫻井	櫻井
一湊			迫田 石原	迫田 日高實	迫田 日高實 廣瀬	迫田 日高實	日高實	日高實	日高實 野村
永田			河野						
口永良部		竹崎	竹崎 鶴田	竹崎	竹崎	竹崎	堀之内		
上屋久				鶴田		堀之内			
計	1	3	16	13	9	10	5	3	5

れるようになります。しかし、大正期は口永良部、一湊、宮之浦、湯泊、小島を除いて、無医村落がふたたび多くなります。さらに、昭和になると、湯泊、宮之浦、一湊を除いて、多くが無医村落となっていきます。

村落と医師数との関係は、前述の医師免許体制と深く関わってきます。明治期や大正期は、少なくとも一〇村落には医師が常駐していたのが、昭和期になると、急速に無医地区が増加します。それは、一つは前述の従来開業・限地開業医の死亡や引退によってもたらされ、しかも、新規医師の補充ができないことによります。

しかし他方では、前述したように、その時代の農漁村の生活の貧困化も大きな要因であったものと考えます。

三　熊毛郡の医師数の推移

医師数の推移を、熊毛郡（表3－3）でみると、屋久島では明治四二年に、種子島では大正八年に医師数のピークがみられます。その後、昭和戦前期にかけて、離島の医師数は急速に減少していきます。この傾向は、

表3－3　医籍年での熊毛郡の医師数の推移

地域＼年	明治22年	明治31年	明治42年	大正8年	大正10年	大正14年	昭和4年	昭和8年	昭和16年
下屋久村	1	2	5	4	3	5	2	1	2
上屋久村		1	11	9	6	5	3	2	3
西之表	3	7	17	21	13	14	12	9	6
中種子		1	8	8	8	7	6	6	6
南種子		3	8	9	7	2	1	3	0
計	4	14	49	51	37	33	24	21	17

そのほかの離島でも起きていたことはすでに述べてあります（表1―4）。

四　医師数の減少と医師免許について――離島と中央

ここで、戦前の医師数の減少と医師免許の関係について、日本の医学教育制度・医療制度という大局的な見地から、猪飼（二〇一〇）をもとにまとめておきます。

猪飼によると、一九一〇年代（明治末期）から三〇年代（昭和初期）にかけて、医師の都市化の傾向は、医師の勤務医化、いいかえれば医師の卒後における病院勤務の浸透によってもたらされた現象ということができる。

一方、町村部では、医師の流入と流出が平衡していた。町村部には元来、学歴の低い古い時代の医師が多く、一九二〇年から三〇年代には急速に減少傾向にあった。無医村の直接的原因はこれであった。

一九二五年（大正一四年）段階では、郡（町村）部に、相当数の試験及第医および従来開業医が存在していたこと、そして、その後一一年（昭和一一年）の間に大幅に減少したことである。この時期、明治初期から開業していた従来開業医は「老医」となっており、消滅の過程にあった。

試験及第医も一九一六年（大正五年）における医術試験廃止以降、順次、引退・死亡によって減少の過程に入っていた。それを補完するように、医学士（大卒）と医専卒が町村部に流れ込んでいく。

猪飼の分析は、屋久島にも当てはまります。猪飼は、当時の村部における医師不足が、村が一人雇う資金にも事欠いていたということに由来するのではなく、医師の側に村を敬遠する理由があった、とも述べています。ただ、屋久島の場合は、多くの資料では「経済的要因」が深く関わっていたものと考えます。

五　「明治四二年医籍」にみる屋久島の医師の特徴

「明治四二年医籍」での記載内容から、医師の履歴が得られます。それをもとにした、屋久島の医師名簿が表3―4となります。生年順に記載し、医師免許および登録年と登録時の年齢、登録住所と明治四二年時の年齢を記載してあります。「明治三一年医籍」での住所が明らかな場合は、それも記載してありますが、「族籍」は明記してありません。

「明治四二年医籍」の一六名の医師について、次のようなことがわかります。

①一六名中一五名は明治維新前に生まれ、とくに従来開業の生年は安政六年（一八五九）以前でした。

表3－4　「明治四二年医籍」での屋久島の医師たち（生年順）

医師名	医師免許種・登録年 登録時年齢	生年	住所 （明治 42 年時年齢）
鶴田　貢	従来開業明治 17 年 49 歳	天保 6 年 1835	明 31 年北種子村 口永良部西田方（74 歳）
川村精輔	従来開業明治 18 年 35 歳	嘉永 3 年 1850	明 22 年馭謨郡栗生村 栗生 31（59 歳）
才川碇助	従来開業明治 17 年 32 歳	嘉永 5 年 1852	明 31 年都ノ城町 小瀬田 9（57 歳）
迫田武助	従来開業明治 18 年 32 歳	嘉永 6 年 1853	一湊 1（56 歳）
石原　淡	従来開業明治 17 年 30 歳	安政元年 1854	一湊 109（55 歳）
野元龍澤	従来開業明治 17 年 30 歳	安政元年 1854	明 31 年　清水馬場町 宮之浦 103 ノ 1（55 歳）
望月藤内	従来開業明治 18 年 30 歳	安政 2 年 1855	楠川 10 ノ 2（52 歳）
川口童助	従来開業明治 17 年 27 歳	安政 4 年 1857	明 31 年西之表村 楠川 26（52 歳）
外山尚太郎	従来開業明治 19 年 28 歳	安政 5 年 1858	宮ノ浦 101（51 歳）
竹崎眞之助	限地開業明治 23 年 32 歳	安政 5 年 1858	口永良部 27 ノ 1（51 歳）
関孝十郎	従来開業明治 17 年 25 歳	安政 6 年 1859	明 31 年和田村 宮之浦 51 木原方（50 歳）
竹内實慶	限地開業明治 30 年 32 歳	慶応元年 1865	明 31 年馭謨郡小島 387 小島 387（44 歳）
川畑喜之助	試験及第明治 30 年 31 歳	慶応 2 年 1866	栗生 100（43 歳）
岡元太助	限地開業明治 24 年 24 歳	慶応 3 年 1867	明 31 年馭謨郡安房 24 安房 24（42 歳）
河野考次郎	限地開業明治 38 年 38 歳	慶応 3 年 1867	永田 103 日高方（42 歳）
佐々木武志	試験及第明治 38 年 30 歳	明治 8 年 1875	湯泊 13（34 歳）

＊年齢は概算で、１～２歳の相違がある

②「族籍」別では、士族一三名、平民三名であり、八一%が士族でした。従来開業はすべて士族でした。

③医師免許の種類では、一六名中従来開業は一〇名（六三%）を占め、免許下付年は、明治一七年六名、一八年三名、一九年一名となっています。

④限地開業四名であり、その免許は明治二三、二四、三〇、三八年となっています。四名中一名が屋久島生まれです。

試験及第は二名であり、その免許は明治三〇年以降に登録されています。そして一人が屋久島生まれです。

⑤明治四二年時点での年齢層は、七四歳一名、五五歳以上五名、五〇〜五四歳四名であり、五〇歳以上が一一名（六九%）を占めています。四〇歳代四名、三〇歳代一名でした。ただし、この年齢算出は、単純に当該年マイナス生年ですので、一〜二歳の誤差があることを念頭においてください。

⑥住所が○○方、すなわち当時の「寄留人」とされる医師が三名となっています。

⑦屋久島生まれとみられる医師は、明治二四年限地開業、明治三八年試験及第の二人のみでした。明治期は島外の「士族」によって、屋久島の医療は維持されていたことになります。

いずれにしても、明治初期においては、「島人に士族はいない」（宮本）とあって、従来開業医の規定からしても、「鹿児島士族」に頼らざるを得ないのは当然としなければなりませんでした。しかし、のちに述べるように、明治三〇年後半になると、屋久島生まれの医師が輩出されることになります。

さて、このような点としての医師像から、各種資料を加えることにより、面としての新たな医師像は、どのように語られるのだろうか。

第二節 『郷土誌』・各種文書のなかの医師たち――点から面へ

「医籍」で点々と存在する医師をつなぎ合わせるのは、『郷土誌』・各種文書に記載された「医師」たちです。「医籍」では明治二二年が起点になりましたが、『小学校沿革史』では、明治九年に屋久島の医師の起点がありました。

屋久島の医師たちの起点となる『小学校沿革史』、およびそれをもとにした『上屋久町郷土誌』から、当時の状況をみておきます。

一　明治初期の屋久島の医師たち――基本職医にして教員は副業

筆者は、川村精輔医師が明治一三年に栗生小学校の教員となり、明治一五年栗生に開業したとされているのが、屋久島における医師の起点と考えていました（『要覧』）。しかし、医師免許を下付された医師たちが、上屋久村ではそれ以前の明治初期にも数名がいたことが、『郷土誌』および『小学校沿革史』などから明らかになりました。

（一）「学制」前後の屋久島の状況

第一章で、鹿児島県は明治初期には、全国最低の小学校就学率であったと述べました。屋久島でも、近世幕藩期には、藩の役人、僧侶、神主、山伏、医師、流人など、それぞれの目的で島に滞在している人の余暇を利用して、一部の人びとが簡単な読書算術を習っていたにすぎなかったことは、『郷土誌』、『沿革史』とも記載されています。

そして、「学制」発布前後の屋久島の学校教育は、「明治五年（一八七二）、学制発布頃にも、住民は、漁猟を唯一の本業として、かたわら、材木を出すのみにして、いまだ、頑迷不霊の域を脱せず（中略）。明治七年（一八七四）の初に至るまで、学校の設けはなく、ただわずかに役人、または神主医師等に、親近せる者の子弟の如きが、家業の余暇を以て、是等の人に就き、読書習字等の学科を、修めしに過ぎざりき」と、『宮浦小学校沿革史』にあります。

その後、明治八年、「村落小学校初めて、僻遠の村落農民のみありて教化素より開けざるの地に於て、其教則を少しく省略して教えるものなり」との変則小学校規則が定められ、同年、宮之浦小学校、明治九年に永田・吉田小学校、明治一一年に小瀬田・一湊・金岳小学校、明治一二年に志戸子小学校が、それぞれ変則小学校として開設されました。

明治政府は、明治一二年（一八七九）九月に「学制」を廃止し新たに「教育令」を布告します。明治一三年、前述の各変則小学校は正則小学校となり、学校の体裁を整えることになります（『上屋久町郷土誌』）。

それでは、各小学校沿革誌などによる、「教員兼医師」の姿をみておきましょう。

(二)『永田小学校沿革史』のなかの医師たち――基本職、医にして、教員は其の副業たり

まず、屋久島の医師の起点となる文章は、『永田小学校沿革史』にあります。その当時の校舎は、多くが茅葺で、定まった学科もなく、その方法は寺子屋の域を脱しなかった。

そして、「明治九年（一八七六）創立の際、富岡敬哉（揖宿郡山川村出身）村山誠一（肝属郡佐多村出身）の両氏を雇い、創立の事を謀らしめ、かつ教授の任に当たらしむ。両氏は基本職、医にして、教員はただ其副業たり。これ、独り当校教員においてのみ然るにあらず。当時は教員に乏しく、従っていたる所の教員、皆、医師の兼任なりしが如し。されば、適当の教員に乏しく、教育の

普及発達の功、ほとんどあがらざりき」(『沿革史』の片仮名文を、平仮名文とした『郷土誌』から
の引用)とあります。

『沿革史』に名前がでる両氏は、「明治二二年医籍」で氏名の確認ができます。さらに、「明治
四二年医籍」から、村山誠一医師は、一八五四年生、士族、明治一七年従来開業、明治三一年南大
隅郡伊座敷村、明治四二年佐多村、との履歴が確認可能でした。

富岡敬哉医師については、明治二二年医籍で、氏名(富田敬哉となっている)の確認は可能でし
たが、その後の情報は医籍からは得られませんでした。

いずれにしても、明治九年の永田には、従来開業の免許を持った医師が二名いたことになります。
そして、明治一六年一二月で両氏とも退職(『沿革史』)し、村山氏は前述の住所で開業されたよう
ですが、富岡氏についてはは不明です。

なお、明治一七年の従来開業免許は内務省からの「下付」であり、それ以前は府県庁による「仮免許」
の登録であったことは、序章で述べてあります。よって、明治一七年まではこの「仮免許」の医師
たちということになります。

(三)『金岳小学校沿革史』のなかの医師たち

永田についで、「医師兼教員」が確認できるのは、『金岳小学校沿革史』(口永良部)です。ただ、
口永良部の場合、「教員兼医師」の時代が他校と違って長く続いているので、すこし長くなりますが、

原文をもとにそれをたどっておきます。なお、中途省略（……）しています。

創立

明治十一年五月本校ヲ創立シタルモ　当時ハ僅カニ其ノ萌芽ヲ発シアルノミニテ未ダ以テ学校ト称スルニ足ラズ　校舎ノ如キモ一小民屋ヲ借リテ児童ヲ収容シ　医業ヲ兼スル教員　其ノ業務ノ傍ラ朝夕閑暇ノ折　読書習字算術等ヲ教へ　所謂寺子屋教育ヲ施シタルノミナリキ当時島民ハ未ダ頑迷ニシテ　教育ノ必要ヲ解セズ　否寧ロ忌嫌スル傾向アリシモソヲ能ク慰撫誘導シ遂ニ本校ノ創設ヲ見ルニ至ルハ　当時ノ郡書記甲斐壮之進氏並ニ島津又七翁ノ尽力預ツテ功アル

発達

第一期（自明治十一年　至明治十九年）

明治十一年五月当時ノ副戸長松田新四郎氏ノ周旋ニヨリテ　石原淡氏（種子島ノ人）ヲ雇ヘシ　一小民屋ヲ借リテ教授ノ任ニ当ラシム　氏ハ医師ニシテ教員ヲ兼ネ居タリ　蓋シ當時ハ教員ニ乏シク　且ツ教員ト医師ト両名ヲ雇フニハ多額ノ経費ヲ要シ　其負担ニ堪へザリシガ故ナルベシ

創立は明治一一年で、「寺子屋」教育であり、その内容も「読書習字算術」でした。そして「医業ヲ兼スル教員」が、朝夕の業務の暇なときに教えていました。「寺子屋」教育、「読書習字算術」という内容は、どの『小学校沿革史』にも共通しています。

「医師兼教員」を雇う理由は、一つは当時教員が少なかったこと、次に「教員ト医師ト両名ヲ雇フニハ多額ノ経費ヲ要シ其負担ニ堪へザリシガ故ナル」と、明確に述べられています。

さて、明治一一年に雇われ、明治一五年頃に退職した、石原淡氏（種子島ノ人）の「医籍」は安政元年（一八五四）生、士族、明治一七年従来開業医、明治三一年大隅村、明治四二年一湊となっています。

第二期　（自明治二十年　至明治二十五年）
明治二十一年五月　竹崎真之助氏授業生ヲ命ゼラル
明治二十三年八月　授業生竹崎真之助氏　下屋久村栗生ニ於ケル屋久島二カ村連合教育会へ出張ス
明治二十三年一〇月　褒賞授賞式ヲ宮浦小学校内ニ於テ挙行セラレシニヨリ当校ヨリモ竹崎授業生　渡辺雇　児童十名臨席セリ

第三期　（自明治二十六年　至明治三十三年）
明治二十六年十一月　竹崎授業生　学事研究会出会ノタメ　宮之浦へ出張ス
明治三十一年四月　準訓導竹崎真之助……学林地ヲ部内……ニ選定シ……

明治三十一年六月　竹崎……教員引率シテ……原野ニ於テ運動会ヲ挙行ス
（『口永良部調査報告書』、屋久島高等学校、一九七四）

「授業生」とは、「年齢一六歳以上で一科または数科に耐うべき者が郡吏の推薦によって資格を得ただけにすぎず、検定試験の必要もない代用教員であった」。「訓導というのは、師範学校を卒業するか、または教員検定試験に合格することによって、正教員免許状を有した教師のことであった」、と『上屋久町郷土誌』にあります。

さて、竹崎眞之助氏の「医籍」は、安政五年（一八五八）生、明治二三年五月限地開業、明治四二年の住所は口永良部島二七と記されています。竹崎氏がほかの医師と違うのは、「準訓導」として教育に関わりながらも「医業」を続けたことです。

なお、明治二一年に赴任した竹崎氏については、口永良部ポータルサイト（二〇一九年二月一五日アクセス）に、次のような記載があります。

「夜学舎」は、明治二一年、一九歳で鹿児島から着任した小学校教員・竹崎真之介が自宅を開放して開校した。竹崎は後に区長になる。また、刀圭（医術）の術も巧みで島民に恩恵をもたらした。功績を顕彰する碑が小学校の跡地に建立されている。大正一三年建立。〈記念碑・碑文〉

その碑文による竹崎医師の履歴は、次のようになります。明治二一年から明治三七年まで小学校に勤務。明治三七年から明治四四年まで区長として働き、再度、明治四四年四月から大正七年三月まで教員として勤務しています。

なお、来島時の年齢は一九歳となっていますが、「医籍」の年齢（二九歳）が妥当と思われます。

刀圭とは、「薬を盛るさじ転じて医術」の意味です。また、明治二三年に限地開業となっていますが、竹崎医師が明治三〇年代まで「医師兼教員」であり、教員として一湊、宮之浦、栗生などに、たび たび出かけていることが重要と考えます。それは、各村落の医師たちとのつながりや交流があったのではないか、という側面もあるからです。なお、「医籍」では眞之助、『郷土誌』等では真之介となっていますが、以降は眞之助と表記します。

(四)『一湊小学校沿革史』のなかの医師たち――西南戦争と屋久島の医師たち

現在残されている『一湊小学校沿革史』を参照し、昭和五四年の『一湊小学校創立百周年記念誌』から左記は引用しました。後者は、在校生を対象としていますので、次のような文章となっています。医師たちに関係ある事項を抜き出しました。

西南戦争後、官軍に追われて、離島へ逃れる者もあった。その中に鎌田正成、迫田武助、外山尚太朗の三人が居た。彼らは一湊にきて塾を開いた。明治一一年早春から校舎建築にかかる。

歴代校長一覧表：設立当初兼務校長

迫田武助　明一一年四月～明一二年三月

外山尚太朗　明一二年四月～明一三年三月

鎌田正成　明一三年四月～二三年三月

迫田武助先生は明治二七年正月に奥さんを亡くした。迫田先生は奥さんを亡くしてから先生をやめて医者になった。

日露戦争が起こり、迫田武助先生も軍医として応召していった。日露戦争は明治三八年に終わり、迫田先生も帰られた。

ここでは、西南戦争との関係が、はっきりと述べられていることが特徴的です。来島した三名がそれぞれ教員と校長を兼務して、学校建設に向かうことが書かれています。

「医籍」では、迫田医師は、一八五三年生、士族、明治一八年従来開業。その後も、明治四二年、大正一四年とも、一湊に在住していたことが確認できます。また、外山医師は、一八五八年生、士族、明治一九年従来開業、明治四二年宮之浦となっています。なお、鎌田氏は、医籍での記録はありませんでした。

日露戦争に応召されたとすると、迫田医師は五二歳くらい（明治三八年）です。離島の医師といえども応召される状況であったことは、栗生の川村医師が「明治三一年医籍」に記載されていないのは、応召の可能性が高いこと（日清戦争）の裏付けになります。

さて、明治期の上屋久村の医師たちの情報は、ほぼこの『小学校沿革史』から得られるのがおもで、あとは「医籍」を加えることになります。まず、戦前に上屋久村に足跡を残した医師たちの「物語」からはじめます。

二　戦前の上屋久村の医師たち

点としての「明治三一年医籍」までの上屋久村の医師は、竹崎医師のみとなっていましたが、『沿革史』により、新たに「教師兼医師」の五名（富岡、村山、石原、迫田、外山）が加わることになりました。しかも、それは明治一〇年前後の時代まで、さかのぼります。ただし、「医籍」の限界としての各医師の動向については、不明な点が多くありますので、やはり「物語」は必要となります。

（一）明治期の上屋久村の医師たち

明治一〇年前後の『小学校沿革史』の情報と明治期の「医籍」をもとに、村落ごとに、明治期の医師たちの状況をまとめたのが、表3—5となります。大まかには、『沿革史』の医師たちは、転出（富岡、村山、石原）と継続在住（迫田、外山、竹崎）の二つにわかれます。なお、小瀬田、楠川、宮

表３－５　明治期の上屋久村の医師たち

村落 時代		小瀬田 才川碇助	楠川 川口童助 望月藤内	宮之浦 関孝十郎・野元龍澤 外山尚太朗
生年		1852 年 南伊佐郡	川口 1857 年 望月 1855 年	関 1859 年。野元 1854 年。 外山 1858 年
明	10 年	17 年 従来開業	川口 17 年従来開業 望月 18 年従来開業	関・野元 17 年従来開業 外山 19 年従来開業
	20 年			
治	30 年	31 年 都ノ城町	31 年 川口—西之表村	31 年：関—和田町 31 年：野元—清水馬場町
	40 年	42 年小瀬田	42 年川口　42 年望月 ↓　↓	42 年：関　・外山　・野元 ↓

村落 時代		一湊 迫田武助・外山尚太朗	永田 富岡敬哉・村山誠一・ 弓削竜見・河野考次郎	口永良部 石原淡・竹崎眞之介
生年		1853 年　1858 年 鹿児島	富岡不明・村山 1854 年 ・河野 1867 年	石原 1854 年大隅村 竹崎 1858 年鹿児島
明	10 年	11 年：校長　12 年 18 年従来開業　19 年	富岡・村山 9 年教員 村山・河野 17 年従来開業	石原 11～15 年教員 石原 17 年従来開業
	20 年	↓	村山 22 年伊佐敷村	竹崎 21 年教員 竹崎 23 年限地開業
治	30 年	日露戦争：軍医 ↓	31 年弓削（39 年没） 河野 38 年限地開業	31 年竹崎 ↓
	40 年	42 年迫田　42 年石原 ↓	↓ 42 年河野	42 年竹崎 42 年鶴田 ↓　↓

之浦については、医師の初出は、「明治四二年医籍」となっています。そして、明治期に、上屋久村の医師として、一五名の名前があがります。

(二) 明治期の各村落の医師たち

それでは、村落ごとの医師たちの足跡をたどります。

①小瀬田村

才川碇助：嘉永五年生（一八五二）。明治一七年従来開業。「明治三一年医籍」で都ノ城町。「明治四二年医籍」で小瀬田九。明治四四年の『粟穂小学校沿革史』に寄付の記載。小瀬田での開業年と明治四四年以降の消息は不明。

②楠川村

日高圓犢：天保八年生（一八三七）。明治一七年従来開業。「明治三一年医籍」で都ノ城町。「明治四二年医籍」で南種子。明治四四年の「楠川文書」に名前が記録されていますが、医籍では楠川の確認はできません。

川口童助：安政四年生（一八五七）。明治一七年従来開業。「明治三一年医籍」で西之表村、「明治四二年医籍」で楠川二六、「大正一〇年医籍」で西之表となっている。

望月藤内：安政二年生（一八五五）。明治一八年従来開業。「明治四二年医籍」で楠川一〇の二、「大正一〇年医籍」も楠川。大正一二年一〇月、楠川で没、七〇歳。

③宮之浦村

外山尚太朗：安政五年生（一八五八）。明治一一～二〇年代、一湊小学校で教員兼医師。明治一九年従来開業。「明治四二年医籍」で宮之浦一〇一。『県医会史』では、明治三一年二月「鹿児島県医会」が開催された際、出席者のなかに熊毛郡田上早苗、日高担蔵、外山尚太朗の名前があります。

関孝十郎：安政六年生（一八五九）。明治一七年従来開業。「明治三一年医籍」は和田村、「明治四二年医籍」は宮之浦五一木原方、「大正一〇年医籍」には知覧村となっている。

野元龍澤：安政元年生（一八五四）。明治一七年従来開業。「明治三一年医籍」・「明治三一年医籍」は清水馬場町、「明治四二年医籍」・「大正八年医籍」は宮之浦一〇三の一となっている。

小括

明治期は、小瀬田、楠川、宮之浦は、医療に関しては一体的にとらえたい。まず、この三村の『小学校沿革史』には、教員兼医師の記載はみられません。小瀬田の才川碇助医師と楠川の日高圓磧医師は、「明治三一年医籍」では都ノ城町ですが、「明治四二年医籍」で、前者は小瀬田、後者は南種子となっています。そして、のちに言及する「明治四四年楠川腸チフス事件」では、日高圓磧、川口童助、関孝十郎の三医師が対応に当たったことが記録されています。ここでは、日高圓磧医師は楠川としていますが、才川医師との関係で、小瀬田である可能性も否定できません。

外山医師の宮之浦転居時期は不明ですが、明治三一年の「鹿児島県医会」参加から推測するに、同氏は屋久島の「医会」のまとめ役だったのかも知れません。しかし、『大正八年医籍』での確認はできませんので、それ以前に宮之浦での医療活動は終わっていたものと考えます。宮之浦の三医師は無関係ではなく、外山医師との関連を筆者は推測しています。

いずれにしても、小瀬田の才川医師、楠川の望月、川口医師、宮之浦の野元、外山、関医師は、明治期の各村落で活動していたことになります。

④一湊村

すでにみてきたように、一湊では明治一〇年代から従来開業医が二名いました。

迫田武助：「医籍」は一湊で一貫しています。医師兼教員の明治一一年頃から大正一五年一一月の没年（七二歳）まで一湊で医療を行ったことになります。

外山尚太朗：「明治四二年医籍」では宮之浦へ転居していますが、転居年は不明です。転居前までは、迫田医師との二人体制であったことになります。

石原淡：口永良部の教員兼医師で前述しました。「明治四二年医籍」に同医師の名前があり、外山医師が宮之浦に転居した後も、医師二人体制であったようです。

しかし、明治四四年になると、住民は「医師招聘運動」を起こすことになります。

●屋久島の醫師問題（明治四四年八月二〇日新聞記事）

屋久島上屋久村の中志戸子、一湊、吉田、永田の四部落には従来僅かに二名の開業醫あるのみにして　殊に何れも六十歳以上の老齢なれば　到底右四部落内の病患者に満足を與ふる能はざる状況なるより　一湊及び永田の両部落にては南種子村出身の醫学得業士日高實重氏を招き一湊に病院を置き両部落内の診断治療に従事せしめんとの計画あり　先般来種々協議中なるが永田部落との交渉纏まらざるに於ては一湊のみにても同氏を聘せん意気込みなりと

⑤永田村

永田には「医師兼教員」として村山、富岡の両医師が明治九年から明治一六年一二月まで在籍していました。

村山誠一：安政元年生（一八五四）。肝属郡佐多村出身。明治一七年従来開業。「明治二二年医籍」以降は佐多村の住所になっている。

富岡敬哉：揖宿郡山川村出身。「明治二二年医籍」で住所不明。そのほかの情報は、医籍などからは得られません。

弓削竜見：天保九（一八三八）年生。「明治三一年医籍」日置村。明治三一年鹿児島市山下町より永田一四四番戸に転入。明治三九年、六〇歳没。

河野考次郎：慶応三年生（一八六七）。明治三八年に限地開業（永田）。「明治四二年医籍」の住所は永田一〇三日高方。大正期の医籍では確認できない。

小括

一湊と永田は、「医師招聘運動」の記事にみるように、おなじ「医療圏」で、新聞記事を解釈すると、次のようになります。

「明治四二年医籍」では、一湊に迫田、石原、永田に河野（四二歳）医師が在籍しています。明治四四年当時に、六〇歳以上の医師二名となると、迫田医師が五八歳、石原医師が五七歳で、この二人のことだと考えます。この文章からは、一番若い河野医師は、明治四四年には永田に在籍していないことになります。

一湊の明治期は、迫田医師が継続開業し、その間に、外山医師が宮之浦へ転出、石原医師が大隅村より転入となります。

永田の弓削竜見医師は、聞き取り調査で確認できた唯一の明治期の医師です。すなわち、親族の「戸籍謄本」および「医療費請求書」や製薬道具の確認をもとに「医籍」を検索することによって確認できたのです。なお、医籍では竜見ですが、戸籍では龍見となっています。

ただ永田では、村山・富岡医師の退職（明治一七年）以降、明治三一年弓削医師の開業までの間、および明治四四年（新聞記事）から戦後までの間は、無医地区の可能性が高いようです。

⑥口永良部島

石原淡：安政元年生（一八五四）。明治一一〜一五年頃まで「医師ニシテ教員」。「医籍」では明治一七年従来開業、「明治三一年医籍」で大隅村、「明治四二年医籍」で一湊という経歴が記録されます。

竹崎眞之助：安政五年生（一八五八）。明治二一年鹿児島から口永良部に「授業生」として招聘されている。明治二三年限地開業の免許をうけています。しかし、その後も「授業生」、「準訓導」として小学校の運営に携わり、さらに区長としても活動し、昭和の初年頃まで活動したものと考えられます。

鶴田貢：天保六年生（一八三五）。明治一七年従来開業。「明治四二年医籍」で口永良部七四西田方に寄留しており、当時七四歳です。「大正八年医籍」は上屋久村と記載されているので、そのまま口永良部に在住していたと思われるが詳細は不明です。

石原医師は、医師兼教員として口永良部に、その後、一湊に記録されます。また、明治末期から大正前期まで、鶴田医師が在籍しています。明治二三年以降は、竹崎医師が教員兼医師として活動し、口永良部は、明治期から大正末期・昭和初期までの間は、医師の在籍が確認できる数少ない村落です。

(三) 大正・昭和戦前の村落の医師たち

明治期はある程度充足していた屋久島の医師数は、前述の医師供給体制や経済的困窮などが重なり、漸減していきます（表3―3）。大正期の上屋久村の医師は、九名が確認され、五名（川口童助、望月、野元、迫田、竹崎）は明治期から引き継がれ、四名（日高實重、川口武二、廣瀬平次、櫻井景一）が新たに加わります。しかし、昭和戦前期には五名となり、大正からの引き継ぎは二名（櫻井、日高實）で、新たに三名（斜木千城、野村博通、堀之内清吉）が加わります。この間に、小瀬田および永田は明治末、楠川は大正末には、無医地区となります。

大正・昭和戦前期の、各村落の医師の状況を概観しておきます（表3―6）。

①楠川村

川口童助：「明治四二年医籍」で楠川、「大正一〇年医籍」で西之表となっており転居したと思われる。

望月藤内：「明治四二年医籍」・「大正一〇年医籍」とも楠川の医籍が確認できます。そして大正一二年一〇月没（七〇歳）の墓碑が確認できます。

②宮之浦村

野元龍澤：「明治四二年医籍」、「大正八年医籍」では宮之浦となっているが、「大正一〇年医籍」では確認できない。

関孝十郎：「明治四二年医籍」は宮之浦、「大正一〇年医籍」は知覧村となっている。

川口武二：明治一三年生。大正五年熊本医学校卒業。「大正八年医籍」は宮之浦、「大正一〇年医籍」は北種子村となっている。楠川の川口童助医師との関係が推測されるが、詳細は不明である。

櫻井景一：明治八年生、日本医学校卒業、大正四年医籍登録、「大正一〇年医籍」では宮之浦となっている。『上屋久町郷土誌』では、大正五年から昭和二一年まで宮之浦で開業している（内科、外科、小児科、産科）。また、昭和一四年、下屋久村でおきた自動車事故では、「宮之浦の病院に入院中の妻を見舞う途中この事故に遭った」とあり、桜井医院には入院施設があったことがわかります。

明治期の「老医」としての外山医師は、大正期の医籍は確認できません。大正一〇年には、野元医師は確認できず、関医師は知覧村となっています。そして、大正期に新たに川口武二・

表3－6　大正・昭和戦前期の上屋久村の医師たち

時代		楠川	宮之浦	一湊	口永良部
大正	5年	↓ ↓ 川口童 望月	↓ 5年櫻井 野元 ↓ 8年	↓ 元年 迫田 日高實	↓ 竹崎 鶴田
	15年	↓ ↓ 川口童 望月 10年 ↓ 12年	8～10年 櫻井 川口武 ↓	↓ ↓ 日高實 10年 ↓ 廣瀬 15年 ↓	↓ 竹崎 ↓
昭和	10年	無医地区	↓ 3年 櫻井 斜木	8年 ↓ 野村 日高實 ↓	4年 堀之内
	20年		↓ 櫻井 21年まで	↓ ↓ 19年 日高實 尾之間へ ↓	無医地区

櫻井医師が加わります。しかし、大正一〇年以降は、櫻井医師のみが戦後まで開業することになります。

なお、昭和三年および昭和六年に、斜木千城氏の名前がありますが、医籍では北種子村（西之表）・上屋久村と二重になっており、その詳細は不明です。ただ、両川口氏も北種子村となっているため、何らかの関係があったのかも知れません。

③一湊村

迫田武助：医師兼教員の明治一一年頃から、大正一五年一一月没（七二歳）のあいだ、一湊の医療活動を行います。その墓碑は、現在も一湊に確認できます。

日高實重：「南種子村出身の医学得業士日高實重氏」は、前述の医師招聘運動の結果、一湊に赴任することになります。日高医師は、明治一八（一八八五）年生、愛知医大を卒業し、明治四二年医籍登録されていて、明治四四年までは南種子で、大正元年から一湊で開業し、以後昭和四一年四月没（八〇歳）まで診療を行っています。現在も一湊に墓碑が確認できます。

廣瀬平次（平治）：「大正一〇年医籍」に記載された廣瀬平次（平治）医師は、明治二六年生まれ、大正七年熊本医専卒、一湊での開業は大正八〜一一年の可能性が高い。大正一五年は西千石町の住所となっている。『県医会史』では、大正一三年九月の鹿児島市医師会で、「肺の原発癌　広瀬平次」の発表が記載されている。

野村博通：「昭和一六年医籍」・「昭和二六年医籍」から、昭和八年一湊、昭和一九年尾之間の住
所となっているほかは不明です。

屋久島全村からみると、明治初期から現在まで一貫して、常駐医が記録されるのは一湊のみと考えられます。なお、大正二年ころ「中島医師」がいたこと、「戦前には医師免許なしで医療行為を行う田中旦那もいました」との記録や聞き取り調査もあるが、詳細は不明でした。

④口永良部島

竹崎眞之助：医籍では大正一四年および昭和三年まで追えますので、晩年（大正末期・昭和初旬）
まで在住していたことになります。

鶴田貢：明治四二年口永良部、当時七四歳です。大正八年の医籍は上屋久村と記載されているの
で、そのまま口永良部に在籍していたと思われます。

堀之内清吉：明治一五年生、大正三年長崎医専卒。大正一四年下屋久村（堀田清吉となって
いる）、昭和四年、昭和一五年口永良部、昭和一七年下屋久村診療所との履歴が得
られます。

口永良部は明治初年（石原淡）、そして明治二三年以降は限地開業の竹崎医師が昭和初期までは在住していますので、大正期までの医師体制は整っていたことになります。

このように、明治期の上屋久村では六村落に医師の足跡がみられますが、大正・昭和戦前期となるにしたがって、無医村（小瀬田、永田、楠川）が増え、複数の医師体制も一人となり、終戦時は宮之浦、一湊のみに医師が常駐する状態となっています。

第三節　戦前の下屋久村の医師たち

上屋久村の医師たちの情報は、「医籍」と『小学校沿革誌』をおもにして成り立っていました。下屋久村の医師たちの情報には、『屋久町郷土誌』、「中間決議録」、「中間・原文書」、そのほかの資料が加わりますので、戦前に生きた医師たちの姿を、もう少し詳しく「物語」ることができます。

一　明治期と大正・昭和戦前期の概要

医籍と「村落誌」などをもとにして、まず明治期と大正・昭和戦前期の概要を述べ、その後に各村落に生きた医師たちを「物語」ります。

（一）明治期（表3―7）

表3―7は、医籍・郷土誌・各種文書から拾い出した、明治期の下屋久村の医師たちです。その概要は次のようになります。

①医師兼教員の経歴は、川村医師のみですが、教員の経験を経て医師となったのは、梅田、岡元の二氏となります。

②医籍では住所が確認できず、『郷土誌』などを加えることにより確認できた医師は、四名（竹下静蔵・日高藤十・梅田巖知・日高哲雄）、『郷土誌』などのみに名前があがる医師は、三名（日高彦太郎・山崎三之丞・今給黎医師）となります。

③「明治四二年医籍」での医師数は屋久島全体では一六名、そのうち、下屋久村は五名（川村精輔、佐々木武志、竹内實慶、岡元太助、川畑喜之助）で、その後も下屋久村の医師数は少ない傾向が継続します（表3―3）。

④下屋久村生まれの医師が、明治期に四名が確認されています。のちに項をあらためて述べます。

⑤明治末期から昭和戦前期まで、継続的に医師がいた村落は、湯泊（佐々木武志）、小島（竹内實慶）の二村落のみとなります。そのほかの村落では、無医地区や、いわゆる「代診」に頼っていた時代があります。また、「医籍」のみでは短期間の在住としか思われない医師や、「○○医師」と姓のみで記憶されている医師も多くなります。

（二）大正から昭和戦前期（表3—8）

大正期に、「医籍」のみで確認される医師は三名（村山武二・大山鉄之助＝尾之間、本田金雄＝下屋久村）、『郷土誌』のみで確認される医師は五名（本田・陳・斎藤・相良医師＝栗生、藤岡医師＝尾之間）、となっています。

湯泊（佐々木医師）と小島（竹内医師）は、昭和一〇年代まで「村落誌」で医師の確認ができます。原は、梅田医師以降は無医地区、尾之間・安房も明治末期から大正初期

表３−７　明治期の下屋久村の医師たち

時代	栗生 川村精輔	湯泊 佐々木武志	小島 竹内實慶	尾之間＊ 竹下静蔵	原 梅田巖知	安房 岡元太助
生年 住所	嘉永３（1847） 阿多村	明治８（1875） 湯泊	慶応元（1865） 島外	天保６（1835） 尾之間？	文久元（1861） 原	慶応３(1867) 安房
明治 10年	13年教員 15年開業 18年従来開業			漢方医 竹下静蔵	10年代教員 17年頃県立鹿児島医学校入学	13年教員
明治 20年	↓ 20年：梅田と連名で薬価・診察料・医療の現状を安房村外９村へ申入れ		27〜29年 中間雇医	↓ 29年没 (61歳)	20年頃試験及第 原にて３〜４年間開業。以後宮崎、鹿児島市へ 以後無医地区	梅田巖知より医術を授かる 24年限地開業 安房 ↓
明治 30年	↓	済生学舎卒業 38年試験及第	30年限地開業 小島・平内・尾之間	日高彦太郎 33年卒業 37年没30歳	33年没（39歳）	↓
明治 40年	42年頃金峰町へ (大正２年没) 42年川畑喜之助 43年今給黎医師	43年まで中間雇医 以後湯泊で開業 ↓ 以後昭和16年まで開業　↓	↓ ↓ 以後昭和13年まで開業　↓	以後 無医地区？		↓ 43年没43歳 43年日高哲雄： (校医) ↓

＊漢方医（従来開業）日高藤十は詳細不明
＊→は継続をあらわす

まで、一時期、無医地区となっています。栗生、尾之間、安房の三村落は、大正期以降に医師の移動が頻繁になります。「大正一〇年医籍」では、屋久島全体の医師数は九名で、下屋久村三名、上屋久村六名となり、下屋久村の医師不足が深刻になります。

「昭和一六年医籍」での屋久島の医師数は五名で、下屋久村は湯泊の佐々木医師と安房の池田医師の二名となっています。しかし、佐々木医師は同年亡くなります。ただ、『郷土誌』などでは、三名（隆医師＝尾之間、中村・永浜代診＝栗生）の名前があがります。

戦時下においては、医師の在住は最低となり、終戦まで続きます。その要因の一つは、それまで離島医療を守ってきた、限地開業・従来開業医師の廃業・死亡、試験及第医師の減少があげられます。これについては、猪飼（二〇一〇）を引用してその要因を述べてあります。

表3－8　大正・昭和戦前期の下屋久村の医師たち

時代		栗生	湯泊	小島	尾之間	安房
大	5年	（本田・陳・斎藤・牛島・堀之内・相良） 8年：本田金雄	↓ 佐々木武志	↓ 竹内實慶		2年：安房校区は無医地区
正	15年	13年：堀之内清吉 14年：牛島徳之助	↓ 佐々木	↓ 竹内	8年：村山武二 10年：大山鉄之助 大正末期：藤岡医師	11年：池亀秀紀（嘱託医・校医） 14年：柏木有行（～昭4年）
昭	10年	2年：川畑医師 3年：中村代診 10年：永浜代診	↓ 佐々木 村会議員（5～9年）	↓ 竹内		9年：池田周一（～17年）
和	20年	↓ 永浜代診（～23年）	↓ 佐々木（16年没） 無医地区	↓ 竹内 13年閉院 無医地区	12～18年： 下屋久村立診療所（隆、堀之内） 19年：野村博通	18年：日高隆二郎（～25年）

二　各村落の医師たち

下屋久村では、明治一二年に戸長役場が栗生、尾之間、安房、明治一五年に栗生、安房、明治一七年に安房に置かれます。明治二二年町村制により、下屋久村役場は最初、安房、明治二四年に尾之間となりましたが、各村落の区画は終戦まで変わることはありませんでした。

また、人口規模も、享保、明治三〇年、大正一二年と、各村落とも増加していきますが（表2―9）、その増加の速度は遅く、人口順位も大きく変化していません。明治三〇年の下屋久村の人口は、三九六九名、六八九世帯、世帯人員五人となっています。学校区ごとの概要は、次のようになっています。

栗生校区（栗生・中間）　一四八〇名・二五三世帯（世帯人員六名）
平内校区（湯泊・平内）　四八六名・六七世帯（世帯人員七名）
尾之間校区（小島・尾之間）　六〇一名・一〇八世帯（世帯人員六人）
原校区（原・麦生）　六四九名・一三五世帯（世帯人員五名）
安房校区（安房・船行）　七五三名・一二六世帯（世帯人員六人）

それでは、下屋久村の各村落と医師の物語を始めましょう。

（一）栗生村

藩政時代から戦前に至るまで、下屋久村では人口規模が最も大きく、村落の経済は裕福であったといわれています。屋久島で最初の尋常高等小学校の開校もそれを裏付けます。しかし、明治以降の村落運営に関する資料はなく、隣村の「中間文書」などから推測するしかありません。栗生村の年代ごとの医師たちの足跡は、次のようになります。

①明治期——西部地区医療の中心地

『栗生小学校沿革史』には、次のような記載があります。

明治一三年三月三日栗生小学校創立す。幕末の寺子屋に起因す。創立当時の教育は川村精輔、月野矢右衛門、羽生善之進の三氏にて教育資格、俸給等は解らず又三氏の退職は一九年より二〇年の間にあり。

「村落誌」では、年表欄の明治一五年（一八八二）に、次のように記載されています。

この年より戸長役場の管理区域に平内村・小島村を加える。

阿多村の「川村精輔医師」診療所を開設。

序章で述べた「明治二二年医籍」に、「馭謨郡栗生村　川村精輔」とあり、馭謨郡ではただ一人、住所と氏名が記載されています。「明治四二年医籍」では、「熊毛郡下屋久村栗生三一」とあり、「明治一八年八月従来開業、鹿児島士族、嘉永三年生（一八五〇）」と記載されています。

この点状の情報から、川村医師は明治一三年には栗生に在住し、明治四二年頃まで開業していたことがわかります。栗生在住と考えられる明治一三年から四三年頃までの三〇年間は、下屋久村の中核となる医師であり、栗生村周辺の医療は安定した状況にあったと考えます。

当時の医療状況を知る文書は、栗生には存在しません。よって、川村医師の来島の経緯、診療形態が開業医であったのか、村医（雇医）であったのか、などは不明です。ただ、「中間決議録」、「中間文書」には、川村医師のことが記載されており、この時期の栗生村周辺の医療状況を推測する唯一の資料となっています。これについては、のちに述べることにします。

本書では、川村医師の帰郷は、明治四三年頃と推測しています。しかし、川村医師が帰郷後の栗生村の医療状況は、「村落誌」には記載がありません。ただ、『山崎時造覚え書き』のなかに、「川村精輔（開業明治一五年～明治末に廃業し帰郷）以後には、川畑・今給黎・本田・陳・斎藤・牛島・堀之内医師らを雇用した」とあります。また、「堀之内医師は、栗生の常駐医で大正一三年頃は中間の巡回診療も兼ねていた」とあります。

②明治末期から大正期――不安定な医師の雇用状況

この覚書と中間文書および医籍をつなぎ合わせて、栗生村の医療状況を構成してみると、表3―7、8のようになります。なお、ここでの聞き取り調査とは、『要覧』編集のころで、平成一〇年前後となります。

川畑喜之助医師の「医籍」情報は（表3―4）、慶応二（一八六六）年生、明治三〇年七月試験及第（三一歳）、住所は栗生一〇〇となっています。川村医師の帰郷の時期と重なるので、両者には何らかのつながりが推測されますが、詳細は不明です。川畑医師は、医籍ではこの時のみ確認されますが、昭和二年に「中間文書」で栗生の雇医「川畑医師」として名前があり、同一人物と推測しています。

「今給黎医師」については、明治四三年の中間文書で、栗生に勤務し代診として山崎三之丞氏を中間出張所に置くことを契約する文書のなかにあります。ただ、医籍での確認はできず、在住期間も不明です。

その後、『山崎時造覚え書き』通りに医師が勤務したとすると、本田・陳・斎藤・牛島・堀之内の順で、大正期のおよそ一五年間はこの五名となり、その平均在住期間は三年です。この五名のなかで、医籍から確認できる医師は、本田金雄、牛島徳之助、堀之内清吉の三名で、医籍との整合性があるため、この覚書の信頼性は高いと考えます。

陳・斎藤氏についての記録はありません。斎藤氏については、「大正頃に居た」との聞き取り調査（明治三九年生住民）はあります。また、「大正五～六年頃、相良という漢方医者が居た」という聞き取り調査もありますが詳細は不明です。

本田金雄医師は、「大正八年医籍」では下屋久村とのみ記載されていますが、これより栗生在住と考えます。なお「明治四二年医籍」の「追録」に、明治四一年試験及第となっています。しかし栗生在住の前後の情報は不明でした。

牛島徳之助医師の「医籍」情報は、明治三年生、明治二七年試験及第、明治三一年鹿児島市生産町、明治四二年は指宿村、大正一四年栗生、となっています。牛島医師に関する文書は見当たりませんが、「牛島医師に手のケガを治療してもらったことがある」との、明治四三年生の住民の聞き取り調査があります。

堀之内清吉医師は前述しましたが、明治一五年生、大正三年長崎医専卒、「大正一〇年医籍」始良村、「大正一四年医籍」下屋久村（堀田清吉となっている）、「昭和四と一五年医籍」口永良部となっています。「中間決議録」では、「堀之内雇医」が大正一三年に契約したことが記載され、『山崎時造覚え書き』も、それを裏付けていますので、「大正一四年医籍」の下屋久村は栗生ということになります。

このように明治末から昭和三年までは、数名の医師が診療に関わっていたと思いますが、医師間のつながりや村落との雇用関係などの詳細は不明です。

③「代診」という時代

さて、昭和初期からは、「中村代診」、「永浜代診」という記録が、「中間文書」、「村落誌」、『沿革史』にでてきます。とくに「永浜代診」は、昭和一〇年頃から昭和二三年まで栗生に在住していました。この「代診」は、おもには、湯泊の佐々木武志医師の「代診」としての名称と思われます。この件については、のちに詳しくふれます。

栗生村の戦前期は、川村医師による安定した医療の三〇年間（明治一三～四三年頃まで）、多くの雇医による医療（明治末期～昭和二年頃まで）の一五年間、佐々木医師の「代診」による医療（昭和三～二三年）の二〇年間に、区分できることになります。

なお、「中間村」については、次章で詳しく扱うことになるので、ここではふれません。

（二）湯泊村

「村落誌」では、佐々木武志医師に関する記載は次のようになっています。

人物の項に、歴代村・町会議員の一番目に記載され、選任年月は昭和五年六月で氏名佐々木武志（昭一六年死）となっています。業績その他の項に、「医師三兄弟の長兄。明治三八年、検定試験『医術開業免許』取得。中間集落で開業、晩年は地元で」となっています。

集落歴代役員の項には、「大正末期、佐々木武志医師の後見で、二人区長の時あり」と記載されています。集落沿革図には、明治二〇年代および大正末期の地図に、佐々木武志の名前があります。

また、墓碑があり、昭和一六年一月三〇日　六七歳、となっています。湯泊公民館には、「佐々木三兄弟医師」の写真が掲げられています。

湯泊村の、明治三〇年頃までの医師の状況は不明です。ただし、「村落誌」にあるように、佐々木医師は「晩年は地元（湯泊）」ではなく、明治四三年頃から湯泊で開業していたことは、のちに述べます。

栗生の川村医師帰郷後は、湯泊の佐々木医師を中心として、中間村をも含めて医療活動が行われていたことがわかります。ここでは、明治四〇年初期から昭和一六年（没年）までは、湯泊村は安定した医療状況にあったことを確認しておくにとどめ、次項でさらに佐々木医師についてはふれることになります。

(三) 小島村

小島村も明治三〇年から昭和一三年頃までは、竹内實慶医師が在住し、医療状況は安定していたようです。

「村落誌」では、各種事業所の沿革の項に、「竹内医院　所在地―小島四四三　開業者名―竹内實慶　開業年―明治　廃業年―昭和一三年　事業内容―内科、外科、小児科」となっています。また、大正末期の集落沿革図に、竹内氏の居住地が記載されています。

竹内医師は、「中間村落誌」に、明治二七、二八、二九年の三年間は雇医として記載されていますが、その後は、名前の記載はありません。竹内医師が、中間の「雇医」から小島に居住するようになったのは、「村落誌」に、「明治三十年代の世話人岩川市助氏が、竹内医師の招へいに尽力した」とあるような働きかけによるものと思われます。

一方、「医籍」からの竹内医師の情報は、慶応元（一八六五）年生、鹿児島士族というものです。なお、「明治二一年医籍」で竹内實考（菱刈郡前目村）、「明治三一年医籍」で竹内實徳（鹿児島市大門町）、竹内實長（平ノ馬場町）とあるので、いわゆる「医家」の出であることが推測されます。

明治三〇年四月、限地開業の免許をうけており、その地域は、平内・小島・尾之間となっています。「中間村落誌」の「開業年―明治」は、明治三〇年頃と特定できます。ただ、「廃業年―昭一三年」については、「昭和八年医籍」での確認はできませんので、それ以前の可能性はあります。また、来歴、没年は明らかではなく、小島時代の医療に関する資料はありません。

（四）尾之間村

尾之間村は、明治一五年までは平内・小島・原・麦生村を含む戸長役場が、明治一四年からは下屋久村役場がおかれ、行政の中心地となっています。

①明治期――漢方医と西洋医

「村落誌」では、医療関係者欄に、漢方医として日高藤十、竹下静蔵（後に毛利と改姓）、西洋医として日高彦太郎が記載されています。内容は、日高藤十医師の開業場所と、竹下静蔵氏は明治二二年まで開業していた、と記載されているのみです。日高藤十医師の生年・没年は不明ですが、竹下医師の墓碑はあり、明治二九年八月一六日六一歳、となっています。よって、逆算すると、生年は天保六（一八三五）年頃となります。

なお、西洋医の日高彦太郎医師は、日高藤十医師の長男で、親子二代にわたる開業医、明治二三年東京医学校卒、と記載されています。現在も墓碑が残っており、明治七年生、明治三七年没、享年三〇歳でした。また、のちにふれることにします。

さて、「明治二一年医籍」では、竹下静蔵、日高藤十の名前が記載されていますので、両氏とも、従来開業であることが推測されます。ここで問題になるのは、両者がもともと尾之間に居住していたのか、ということです。すなわち、従来開業であれば、何らかの漢方医としての仕事を明治初期には行っていなければなりません。しかし、前述のように、従来開業医は「鹿児島士族」のみであり、「屋久島に生まれた医師たち」ではないことになります。本書では、この立場から「物語」を進めていきます。

なお、竹下医師は、「原村落誌」で、明治二三年の村落歴代役員の欄に、医者（二月まで）竹下静蔵とあります。また、「原村薬価集帳」には、明治一六年六月から一八年八月までの竹下静蔵殿薬代として、七四名の名前が記載されています。さらに、竹下医師が休業する旨を、原世話人宛に提出した自筆の文書が残っています。これらから、竹下医師は、原村の医師も勤めていたことがうかがえます。

②無医村として——明治三七年から大正初期

日高藤十医師の没年は不明ですが、竹下医師は明治二九年、日高彦太郎医師は明治三七年に亡くなります。よって、明治三七年以降、尾之間村は無医地区となった可能性が高い。とくに、信頼性が高く屋久島の一六名の医師を網羅している「明治四二年医籍」では、尾之間には医師の記載がないことからもうかがえます。

その後に確認できるのは、「大正八年医籍」で村山武二医師、「大正一〇年医籍」で大山鉄之助医師が、「村落誌」などで大正末期に藤岡医師、「中間文書」で昭和一七年に堀之内清吉医師の名前が確認できます。これらの各人が、連続的に医療活動を行っていたのかは不明です。

いずれにしても、明治三七年以降から大正初期頃までは、行政の中心地でありながらも、無医地区の可能性が高いと推測しています。

③村立診療所への希望——昭和一二〜一八年

戦前の屋久島の医療史のなかで、村立診療所が出てくるのは、「村落誌」に残された「下屋久村立診療所」のみです。なお、村立診療所が必要になる状況があったのですが、それについてはのちに述べることにします。

明治三七年以降は、行政の中心であった尾之間村の医療状況は必ずしも安定的とはいえなかったようです。ただ、隣村である小島村に、竹内医師が開業（明治三〇年から昭和一三年）しているので、住民にとってはとくに問題はなかった、とも考えられます。

(五) 原村

「原文書」から、竹下医師が、原村の医療に明治一〇年代から関わり、明治二三年までは活動していたことがうかがわれます。

「村落誌」では、梅田巖知医師のことに、多くのページを割いて述べられています。本書でも、次節の「下屋久村生まれの医師たち」の項で、詳しく述べます。ここでは、梅田医師の開業が、明治二〇年前後、島外への転出が明治二四年頃である、とだけ述べておきます。

よって、明治二四年頃以降、原村は無医地区となります。

(六) 安房村

安房村の「医療史」は、岡元太助氏より始まります。「村落誌」では、岡元太助氏の名前は教職員の欄の最初に出てきます。氏名―岡元太助、勤務期間―明一三～明二二年、摘要―粟穂小学校勤務、となっています。一方、各種事業所の沿革には、事業所名―岡元医院、所在地―安房二二、開業者名―岡元正寛、開業年―明二五年、廃業年―明三八年、従業員数―一、事業内容―内科・小児科、となっています。「村落誌」でみる限り、医師としての岡元太助氏の記録はありません。

ここでは、安房村の年代ごとの概要を述べ、岡元太助医師については次節で詳しく物語ることにします。

①明治期――限地開業岡元太助

岡元太助氏は、教員として記録されて、『沿革史』では、明治一三年の粟穂小学校創立時からの教員であることがわかります。

岡元太助医師は、「明治三一年医籍」では下屋久村安房、「明治四二年医籍」でも、下屋久村安房二四の住所となっています。また、岡元正寛氏の氏名は、医籍では確認できませんでした。そのほかの資料も参照して、明治中期の安房の医師は、岡元太助医師のみとして、本書は考察していきます。（岡元正寛氏の墓標では、明治四二年九月二〇日没、四三歳となっています）

②無医地区として――大正二年

岡元医師の開業期間、明治二四年から四二年までの約二〇年間は、安房村の医療は安定していたことになります。のちにたどることになる『粟穂小沿革史』では、明治四三年度に、日高哲雄医師が「校医」として記載され、その後に「大正二年校医の欠員と当学区区域内に医師不在となる」となっています。なお、日高哲雄医師は、「明治四二年医籍」では「追録」となっており、明治四二年試験及第で、住所は記載されていません。しかし『沿革史』からは、明治四三年頃は安房に在住し、大正二年頃には転出した、と考えます。

③大正から昭和――営林署嘱託医・鉱山診療所

安房村の医療のなかで、特記すべき事項は、営林署・鉱山診療所の開設です。「春牧村落誌」には、「大正一〇年屋久小林区署が設置された、安房には料亭もでき医師も来るという具合に活気づいていた」

とあります。よって、大正二年に無医村となった安房村は一〇年代以降には医師の常駐が可能となります。それは、『沿革史』と営林署の嘱託医をみることで明らかになります。

大正一一年の粟穂（安房）小学校の校医は池亀秀紀医師で、池亀医師は同時に、営林署嘱託医としての記載があります。そして、大正一四年は柏木有行医師、昭和九年は池田周一医師、昭和一八年は日高隆二郎医師の各医師が、嘱託医として記載されています。嘱託医としての報酬は年額九〇〇円前後と記載され、もちろん、一般住民の診療も行っていました。たとえば、池田医師については、次のような記録がみられます。

昭和一四年　（「長久保村落誌」）　オトスガワ、乗合自動車転落事故
尾之間から宮之浦に向っていた乗合自動車が、約二四メートルの川底に転落。一三人乗っていた。二人は即死。一人は重傷で、担架で運ばれる途中死亡。安房の池田医師らが駆け付け救助にあたった。

昭和一五年　（『栗生小学校沿革史』）
高等科第一学年の児童が、小刀に傷つき死亡の際、栗生駐在巡査立会栗生診療所の永浜氏、安房医師池田周一氏検案終わる。

なお、昭和一〇年頃から三〇年頃まで開業したタングステン鉱山が、仁田鉱山です。戦前の仁田

鉱山診療所について、「平野村落誌」には、「従業員とその家族が主で、外来患者が多かった。岡留マサエ婦長外に看護師三〜四名いた」とあります（岡留マサエ：明治四四年生。産婆と看護婦の有資格者）。戦前の医師名やそのほかの事項についての詳細は不明です。また、昭和一八年の仁田鉱山配給戸数と人員は、戸数一六〇、人員五四五名、昭和二〇年には、戸数三〇七、人員八〇七名、となっています。

いずれにしても、大正末期頃から安房村は医師の常駐が確認され、以後は安定した医療体制になります。

第四節　下屋久村生まれの医師たち

明治期の屋久島の医療は、医師兼教員として来島した鹿児島士族を中心にして行われてきたことが明らかになりました。医師を目ざすには、教育制度が整備され、経済状況が良好であることなどの条件が必要ですが、明治維新以来戦後に至るまで、屋久島はそれを許さない状況でした。教育は、終戦まで高等小学校段階であり、その後の教育は島外にしか求められません。また、地租改正による林業収入の減少と、主要産業である漁業も、明治三五年頃以降に衰退していき、経済状況は困窮していくことになります。

しかし、このような状況下でも、屋久島の「平民」も、早い時期から「医師」を目指していました。ここでは、四名の医師を取り上げますが、尾之間の日高藤十、竹下静蔵の両氏については、前述の理由で除外しました。また、『大正一二年郷土誌』には、出稼ぎ人欄に「医師」六名とあり、二人は佐々木兄弟と推測され、他の四人も推測されますが、確定はできないために除外しました。なお、上屋久村については、調査しておりませんのでふれられません。

さて、従来開業の道は屋久島の「平民」には閉ざされていました。限地開業の道は、安房の岡元太助医師のみには開かれていました。そして、それ以外の道は、試験及第、医科大学・医学校・医学専門学校の道となります。

たしかに藩政期に、屋久島でも、「寺子屋」があったことは記録されています。しかもそれは、多くは役人の子弟のためであって、一般庶民のためではなかったようです。ここでも、中村（二〇〇〇）を引用すると、「皆

表３－９　下屋久村生まれの医師たち（没年順）

氏　名	生　年	免　許	備　考	没　年
梅田巖知	文久元年 1861 年	鹿児島医学校卒業 明治 20 年試験及第	明治 20 年初頭 数年原で開業	明治 33 年没 39 歳
日高彦太郎	明治７年	明治 33 年 東京医学校卒業	親子二代の開業医	明治 37 年没 30 歳
岡元太助	慶応３年 1867 年	明治 24 年限地開業	限地＝安房	明治 43 年頃 43 歳
山崎三之丞	明治２年	長崎医学校の前身校 を卒業	明治 43 年 中間代診	明治 44 年没 41 歳
佐々木武志	明治８年	済生学舎 明治 38 年試験及第	佐々木医師３兄弟	昭和 16 年没 66 歳

無に近い薩摩藩の寺子屋教育」となり、さらには「強制された『無知蒙昧』」となります。

しかし、そのような困難な状況下にあっても、すでに明治一〇年代には、医師を目指していた人たちがいました。その人たちの「物語」を始めましょう。

表3―9に、下屋久村生まれの医師たちの概要をまとめてあります。「村落誌」、『小学校沿革史』ともに、まず梅田（羽生）巖知氏が登場してきます。

一　梅田（羽生）巖知――屋久島で最初に県立鹿児島医学校に学んだ医師

梅田（羽生）巖知氏の「村落誌」をもとにした略歴は、次のようになります。

文久元年（一八六一）生、明治三三年（一九〇〇）没・享年三九歳。

南種子島茎永村の医師日高圓濟翁に師事し、二一歳で帰郷し小学校教師となる。その後、人材育成のための資金を得るため医師になることを決意、鹿児島医学校に入学。医師免許取得後、原で数年開業。宮崎の福島病院長を経て、明治三〇年、鹿児島市で開業。安房の岡元太助に医術を授け、尾之間の日高彦太郎を東京の医学校に送り医師免許を取得させた。

ただ、梅田氏の経歴に関する記述は、「村落誌」も含めて食い違う点があります。筆者は、『大正三年郷土誌』で、当時の原尋常小学校長の島元辰次郎氏によって書かれた文書が原本になっていると考えます。そこで、その原文を長くなりますがまず引用します。なお、段落などは筆者によります。

人物　羽生巖知

氏ハ文久元年陰暦九月九日ヲ以テ下屋久村原ニ生ル　資性温厚沈毅ニシテ　人ト交リテ城壁ナシ　十六、七歳ヨリ四十歳ニ至ル生存中　終始一貫屋久島ニ於ケル教育ノ衰微ヲ嘆キ奮闘努力　一身ヲ賭シテ興隆ヲ圖ラント　萬腔ノ熱血ハ氏ガ一身ノ血液トシテ實現シツ、アリタリ

氏ガ幼少ノ時　下屋久ハ學ブニ舎ナク又師ナキノ時ニシテ　唯ダ魚漁ニ皷腹シ人物養成ノ切要ナルヲ知ラズ　金力萬能ノ時代ナルニ拘ラズ　氏ハ十五、六歳ニシテ百年ノ計ハ人ヲ作ルニアルヲ悟リ　奮然笈ヲ負フテ鹿児島ニ遊ビタルモ　當時丁丑ノ役戦乱兵燹ノ時ニ際シテ學ブ能ハズ　單身伊作ニ免レテ漸ク一身ヲ保チタルニ過ギズ　戦乱平定後　両三年南種子村醫師日高圓濟翁ニ師事シテ漢學ヲ學ブ　之即チ氏ガ真ニ學ヲ解シ益〳〵趣味ヲ喚起シタルノ因タリシガ如シ

茎永ヲ辞シテ郷ニ歸リシ後　郷校ニ鞭ヲ執リテ子弟ヲ教育シツ、アリシモ　氏思ヘラク　我郷校ニ在リテ初等教育ヲ如何ニ努力スルトモ　一村一郷ニ脊髄タリ筋肉タリ得ル人物ノ養成ハ得テ望ムベカラズ　又人物ノ養成ニハ必ズ持續アル學資ノ収入ヲ得ザルベカラズ　故ニ我寧ロ醫トナリテ資ヲ貯ヘ　少数ナリトモ直接関接ニ學生ヲ誘導シテ　下屋久乃至屋久島全体ニ人ヲ作ラント意ヲ決シテ　教職ヲ辞シ再ビ鹿児島ニ遊ビ　ウリユースノ門ニ學ブ

乃チ鹿児島医學校ニ於テ規定ノ修養ヲ積ミ　幾度モ試験ノ難関ト闘ヒ　遂ニ合格シテ郷ニ歸

レリ　當時熊毛郡ニ医師トシテ　氏ヨリ早ク此正規ノ試験ニ登リタル者ハ　僅カニ南種子村ニ日高坦藏在ルノミナリシガ如シ

当時氏ノ家庭ハ富融ナリシニ非ラズ　又原ニ於ケル時　氏ノ風潮ハ荐リニ氏ノ此ノ修學ヲ嘲笑シタルノ感アリ　故ニ此ノ間ニ處シタル氏ハ　随分内外ニ苦悶ヲ生ジタルコトモアリシナルベシ、サレド好漢幸ニ　屋久島ニ於ケル女傑トモ言フベキ度胸アリ　廉潔ナル姉スガ女ニ憑リテ奨勵ト學資トヲ貢ガレ　以テ苦悶ヲ慰シタルコト多キガ如シ

國手トナリ得タル氏ハ原、尾ノ間ニ開業スルコト三、四年　此ノ間直接間接ニ下屋久ノ社會教育上ニ貢献シタルコト不少　後宮崎縣福島ノ富豪神戸氏ニ招カレテ福島ニ開業シ　後福島病院ニ院長トシテ盡碎シ　同地方ニ於テ技術徳望共ニ聲誉ヲ発揚シタリ

之ヨリ前　氏ハ貯蓄ノ稍生ジタルト共ニ理想實行ノ手初メトシテ　安房ナル岡本太助ニ医學ヲ修メシメテ免状ヲ得セシメ　後尾之間ナル日高彦太郎ヲ遊學セシメテ同医學ノ免許ヲ取ラシメ　船行ナル日高休松ヲ師範學校ニ學バシメテ業ヲ卒ヘシメ　原ナル梅田徳次仝貢永田善道等ニモ相應ノ修養ヲ受ケシメタリ

明治三十年　屋久島學生ノ品行ト経済トニ関シ見及　将来ニ稽ヘ鹿児島ナル自宅ヲ合宿所トシテ　可成全部ヲ収容シ訓誡勸奨シタルニ依リ　父兄ハ諸種ノ方面ヨリ氏ヲ信頼シテ　喜ンデ子弟ノ萬事ヲ托スルト共ニ又進ンデ遊學セシムルニ至リシガ如シ　現在下屋久ニ於ケル中樞人物ハ　多ク此ノ間ニ修養若クハ刺戟サレタル人々ナルハ　人ノ能ク知ル所ナルベシ

然ルニ不幸ニシテ　明治三十三年六月二十九日病ヲ以テ郷里、原ニ逝ク享年四十歳　更ラニ不幸ナルハ　氏ガ理想ヨリ産ミタル岡本太助　日高彦太郎　日高休松共ニ氏ガ後ヲ追ヒ　何レモ病ヲ以テ亡ブ　嗚呼天何ゾ此ノ慷概氣魄ノ士ヲ奪フノ惨ナルヤ

聞ク氏ハ　頗ル好學ノ人ニシテ　医學ノ研究ハ勿論　一般時代ノ思潮ニ後レザルヲ期シ　夜間ハ必ズ三更ヲ過ギル迠デ読書シ　更ラニ黎明必ズ起床シテ再ビ書見ニ耽リテ倦マザリシト言フ　蓋氏ガ死因ハ此睡眠不足ヨリ　漸次脳症ニ罹リテ最後ヲ告ゲタルモノ、如シ　惜ムベシ

思フニ　二百年前如竹上人ヲ出セシ以来　寂トシテ聲ナキ本島ニ　独名利ノ外ニ超然トシテ後身ノ誘導ニ渾身ノ力ヲ覃メタル氏ノ如キハ　其學識才幹ノ如何ニ拘ラズ其精神美ニ於テ本島ノ後進青少年ヲ感奮興起セシムルニ足ルベシト信ジ　茲ニ其概要ヲ記述ス

以上ハ余ガ現在下屋久村ニ於ケル　氏ガ知遇ノ人ヨリ聞キ得シ事實ト　及ビ余モ亦其當時鹿児島ニ於テ縷〳〵耳ニセシ事項アリシニ依リ　併セテ其梗概ヲ今茲ニモノス

島元

まず校長としての視点から、梅田氏が「終始一貫屋久島ニ於ケル教育ノ衰微ヲ嘆キ奮闘努力一身ヲ賭シテ興隆ヲ図ラント」したことが述べられています。次に、西南戦争（「丁丑ノ役戦乱」）の頃、鹿児島に遊学するも混乱のため目的を果たせず、南種子の日高圓濟医師に漢学を学び、郷校（原小学校）の教員となるも、自分の目的を遂行するために、医師を目指したことが述べられています。

この時代（「金力萬能ノ時代」）、漁業中心であった原村の状況（「唯ダ魚漁ニ鼓腹シ」）や、周囲の反応（「修学ヲ嘲笑シタル」）も語られています。「国手（名医）」となったあとは、本格的に「教育を通じた人材育成」を行うために、鹿児島市内の自宅に「合宿所」を設けて、屋久島の人材を育てることを目指します。

しかし、四〇歳で原に没することになり、その死因（「睡眠不足ヨリ漸次脳症ニ罹リテ最後ヲ告ゲタ」）にまで言及しています。

さて、この原文をもとに梅田医師についてもう少し検討しておきます。

（一）人材育成

合宿所や人材の育成に関しては、この文を裏付ける次のような資料があります。

明治三一年七月一四日　鹿児島新聞記事

◎屋久島學生の寄宿舎

今般屋久島の羽生巖知、伊東祐武の両氏上麑の上　當市高見馬場通り大溝角に仝島學生一般の為め　村の學事費を以て寄宿舎を建てたる由　因みに右羽生氏は私費を以て東京の醫学校へ一人　當師範學校へ一人　及び商業學校農學校へ各一人合計四人の學生を出し却々篤志の人なりと云ふ

「原村落誌」

彼は屋久島に人材のないのを憂い、鹿児島加治屋町六番地の自宅のそばに寄宿舎を建て、屋久島出身の学生を収容し、日高休松を学監として指導させた。この寄宿舎で勉強した人は、岩川和吉、岩川作兵衛、岩川覚之丞などで、鹿児島師範学校に入学した人たちである。日高休松は、船行出身で屋久島で最初に同師範学校を卒業した人である。

「船行村落誌」

明治三五年（一九〇二年）当村の日高休松、屋久島で最初に鹿児島県立師範学校を卒業する。明治四一年死亡、二九歳、詳細不明。

(二) 医師の経歴

梅田医師の医籍登録年は確定できませんが、その年を推測しておきます。

①鹿児島医学校に学ぶ

島元校長は「ウリユースノ門ニ學ブ　乃チ鹿児島医学校」としていますが、第一章で鹿児島の医師養成機関としての医学校について詳しく述べたのは、このためです。「鹿児島医学校」は明治三年から同一〇年までは、ウィリアム・ウィリスを校長として存続しました。その後、明治一五年に県立鹿児島医学校として設立され、乙種医学校に指定されています。乙種医学校は、速成の簡易の学校で、三年間の修行を終え、検定試験を受けて、医師開業の資格が取れることになっています。よって、梅田医師が入学したのは、正式には「県立鹿児島医学校」になります。梅田医師の鹿児島医学校入学年は特定されていませんが、明治一六、一七年頃入学、明治一九、二〇年頃卒業および試験及第という時代推定を、本書ではしています。

②医籍での梅田巖知

島元校長は、「氏ヨリ早ク此ノ正規ノ試験ニ登リタル者ハ僅カニ南種子村ニ日高坦藏在ルノミ」としています。「明治四二年医籍」で、「日高坦藏　一九年六月試験及第　士族　萬延元年生　南種子茎永」とありますので、梅田医師の試験及第は、一九年一二月頃が妥当と考えます。それは第四章で述べる、明治二〇年一月に、川村医師と連名で記載された医療費関係の文書があることも、それを支持するからです。

「明治二二年医籍」では、梅田巖知と氏名のみが記載され、住所は不明ですが、「村落誌」などで、三～四年原、尾之間に開業とあるので、明治二四年頃までは原で開業となります。その後、宮崎の福島病院に勤務し、明治三〇年に鹿児島へ転居しています。それは、「明治三一年医籍」で、開業医の部に「羽生巖知　鹿児島市大門通町」とあることで確認できます。

「明治二二年医籍」では「梅田」、「明治三一年医籍」では「羽生」となっているのは改姓によるものです。なお、梅田氏が宮崎に転出後は、原村は無医地区となります。

(三)「村落」の慣習

「原文書」には、明治一五、一六年、県令渡辺千秋宛に官有地借地願書が出され、人民惣代岩川仙吉代理として梅田巖知の名があります。梅田氏は、教員と同時に、村政にも携わっていました(「村落誌」)。

また「村落誌」には、「原村は、江戸時代から明治時代にかけて、漁業中心の村であり、男子は成人するとすべて漁に出る習わしでした。巖知は、非常に船に弱いこともあったが、向学心が殊のほか強く、十五、六歳のころ鹿児島に遊学しています」とあります。

ここで注意するのは、当時の漁業中心の村落体制では、男子が生まれると半人前の分け前が与えられていたことです。それは、漁師の人員確保の意味もあり、多くがこの「村落」の慣習を守ってきています。梅田氏の場合は、戸長の許しを得て学問をすることを、住民に了解してもらったとの記録もあります。

この時代(「金力萬能ノ時代」)、漁業中心であった原村の状況(「唯ダ魚漁ニ鼓腹シ」)や、周囲の反応(「修学ヲ嘲笑シタル」)が語られていますが、当時の「ムラ」の掟からすると、「異端者」として見られていたことが、この文書からうかがわれると思います。

（四）なぜ「士族」なのか

梅田医師は、梅田誠治が幼名で、その後、梅田巖知となり、さらに羽生巖知と名乗ることになります。「村落誌」では、（人材養成のため）多額の資金を得るには、人口の多い都市で開業することが有利と判断し、鹿児島市で開業することを決意し、開業に有利な士族の籍を得るため、南種子西之の某氏に相談し、明治二三年七月、羽生姓となったとされています。「原文書」のなかには、改姓の件についての文書が、残されています。

筆者は、次のような要因も考慮しておかなければならないと考えます。

第一章で述べたように、鹿児島県は、明治三〇年になっても「士族王国」の時代であったことが、改姓の要因と思います。それは、医籍登録のなかに族籍の記載が要求されており、監督官庁はそれを公告することが義務付けられていたからです。さきに述べた、医家の等位分類で、「上流医」であり「士族」であることは、競争の激しい都会では必要なことであったからです。

（五）育てた医師たち

屋久島の人材育成を目指した梅田医師は、医師の育成も目指しました。そのなかで、二人の屋久島生まれの医師が育つことになります。

まず、「安房ナル岡本太助ニ医學ヲ修メシメ」、その後「尾之間ナル日高彦太郎ヲ遊學セシメテ同醫學ノ免許ヲ取ラシメ」と、二人の医師を育てました。
次はこの二人の物語ですが、まず日高彦太郎医師の短い生涯からみておきます。

二　日高彦太郎——早世の医師

尾之間村の項で少しふれましたが、「村落誌」での日高彦太郎医師の記載は次のようになっています。

西洋医　日高藤十の長男で、親子二代にわたる開業医。明治三三年東京医学校(現東大医学部)。

また、「日高彦太郎の墓石」が紹介され、次のように記載されています。

銘誌　日高彦太郎墓
明治七年五月二十日生
明治三十七年八月二十六日死
明治三十三年東京醫学校卒

日高彦太郎は二十六歳で醫学校を卒業三十歳で生涯を閉じた。

原の羽生（梅田）巖知先生の知遇を得て当時としては珍しくその向学心の程がうかがえる。

右の記録が、入手できた日高彦太郎医師に関するすべての記録です。医師としての活動がわずか四年間で、早世の医師であったからと思われます。

ただ、少し事実の訂正が必要となります。それは、「東京医学校」は、明治七年「大学東校」から改称し、明治一〇年に東京大学に統合されて、「東京大学医学部」になっています。よって、明治三〇年代の「東京医学校」は、別の学校と思われます。それにあたる校名としては、「東京医学専門学校・済生学舎」が、明治一七年から認可されています。

明治三七年、「私立東京医学校」は、済生学舎の学生を収容し教育を続けたとあります。これらのことより、明治三三年東京医学校卒業は、「東京大学医学部」ではなく、済生学舎系の医学校が妥当と思われます。

いずれにしても、明治三〇年頃には鹿児島県には医師養成機関はなく、多くが東京に遊学したとされ、屋久島から東京で学び、医師免許を取得した最初の医師と思います。ただし、医籍での確認はできませんでした。それは明治三一年、明治四二年の医籍を参照しているため、明治三三年の医籍登録の確認ができないからです。

医学校卒業が明治三三年、没年が同三七年であり、三〇歳の若さで早世した医師ですので、島元校長の嘆きもうなずけます。なお、父である日高藤十医師の墓石も、過去に存在したことを、聞き取り調査で確認できました。

三　岡元太助――教員から限地開業医へ

「安房ナル岡本太助ニ医學ヲ修メシメ」とある、岡元太助医師ついては、安房村の項で概要を述べました。ここでは、岡元医師の物語を、残された文書から語ることにします。

(一)「授業生」から医師へ

すでに述べたように、岡元医師は、「安房村落誌」では、教員の項に記録され、勤務期間は明治一三～二二年、となっています。『粟穂小学校沿革誌』（明治三四年三月改）の、創立より明治二三年までの沿革概要には、次のように記載されています。「明治十三年三月創立して粟穂小学校と称し、下等小学の学科を教鞭した。創設時の詳細は不明であるが、その後授業生伊東祐武、岡本太助など四名が教鞭をとった」。

一方、医籍での情報は、岡元医師は明治二四年、限地開業医として登録されています。前述したように、限地開業医とは明治一六年の医師免許規則第五条にもとづくもので、「医師ニ乏キ地ニ於テハ府知事縣令ノ具状ニヨリ　内務卿ハ醫術開業試験ヲ経サル者ト雖トモ　其ノ履歴ニヨリ假開業免許ヲ授輿」されます。その履歴により仮開業免状を授与された、岡元医師の限地は「安房村」と記載されています。

この免状には、履歴と県知事の認可が必要であることがわかります。おそらく、梅田医師の項で述べたられた「安房ナル岡本太助ニ医學ヲ修メシメテ免状ヲ得セシメ」とあるのは、このことを言っているのだと思います。すなわち、教員を退いた明治二二年から、梅田医師が原で開業医をしていたと思われる明治二四年の間に、医師の「修業」をし、その履歴の保証を梅田医師がしたものと考えられます。

また、当時の状況として、船行・安房・麦生は無医地区であり、「醫師ニ乏キ地」に合致しており、限地開業医の育成が必要とされていたものと考えます。

(二) 岡元太助医師と原村

安房村と原村の距離は一〇㎞程度ですが、当時はかなりの時間を要したものと考えます。それでも「原文書」には、たびたび岡元医師の名前が出てきます。

明治三一年の「字共有金貸付帳」には、岡元太助薬代として、数名の住民の名前があがっています。また、明治三二年の「貸付帳」には、西之表の羽生氏の借金の保証人としての書類が残されています。さらに、岡元医師自身の借用書も綴じられています。そして、明治四〇年一月の「字費受払元帳」に、次のような支出が記載されています。

一金　一円八〇銭　衛生事務用支出
一金　三円　　消毒薬品買上代
一金　三円也　麦生日高ケサ殿産婆頼み入りに付三九年度報酬として
一金　三三銭　岡元医師方年始の祝いとして鶏一羽呈上に付買上代
一金　二四銭　旧五月二〇日村祈祷分に付玄米一升五合買上代、安田スガ渡

この文書から、梅田医師の没後も岡元医師は、原村住民との深い関わりがあったことがわかります。医療に関しては、原村住民が安房まで行って受診したと考えますが、岡元医師が「臨時往診」した可能性もあります。そのような交流があって、「年始祝い」として、「鶏一羽呈上」したものでしょう。

なお、衛生・消毒品や産婆、祈祷師への支出も、同時に記載されていましたので、これからのお話の関係で、記載してあります。

(三)「校医」としての岡元太助

『粟穂小学校沿革誌』には、創立期の岡元氏のことが記録されていました。その後、明治四〇年学年に岡元医師の「校医」としての活動が記載されています。なお、『小学校沿革誌』に「校医」や当時の医療状況が多く記録されているのは『粟穂小学校沿革誌』のみですので、大正一一年まで

の本書関連の事項も含めて転記します。なお、＊印は筆者の要約です。

明治四十學年

＊十月二十四日、東宮殿下の御行啓のため合計二十四人が紀盛丸で鹿児島へ行く（正午安房港出発、明朝午前七時鹿児島港到着）二十九日大内山校長は岡元医師と児童九人を引率し、霧島神宮へ参拝

一　衛生状況　五月二十七日岡元医師ヲ雇ヒ　トラホーム検査ヲナセシニ　患者三十四名ナリガ　十一月二十五、六日ノ両日再検セシニ二十七名ニ減セリ

明治四十一學年

＊四月高等科を廃し、六か年の尋常小学校となる

＊学用林などのために、岡元正寛氏は金三円を寄付せられたり

一　衛生状況　本年ハ医師の都合ニヨリ　トラホーム検査ヲナスコト能ハサリキ

「東宮殿下の御行啓」のために鹿児島に行ったことは、屋久島のほとんどの『小学校沿革史』に記載があります。ただ、「校医」が同行したことが記載されているのは『粟穂小学校沿革誌』のみでした。また、トラホームが小学校に蔓延していたことは、他の『沿革史』や「新聞記事」にもみられています。明治四一年には、六年制の尋常小学校となっています。同時に、「岡元正寛」氏が

金三円を寄付していますが、これについてはのちに述べます。

これ以降は、明治四三年に正式な「学校医」として日高哲雄医師が就任したこと、当時トラホームが蔓延していたこと、麻疹の流行があったことが記載されています。大正二年には、「当學區域内ニ医師ノ不在」という事実が記載され、安房村の医療状況も述べられています。また、本書関係の医師が寄付を行っている記録もみられました。なお、「学校医嘱託」の記録は、日高哲雄医師が明治四三、四四年、池亀秀紀医師が大正一一、一二年に記載されているのみでした。

明治四十三學年

一　訓導兼校長　大内山清太　月奉弐四円、年功加俸四拾弐円　特別加俸拾弐円

一　訓導　安藤吉袈裟　月報拾七円、特別加俸六円

一　代用教員　日高繁彦　月報九円

一　代用教員　裁縫専科　大内山タカ　月俸六円

一　學校医　日高哲雄（四十三年七月就任）　年額八円

一　養護

本學年ヨリ新ニ學校醫ヲ置ク　四月ノ体格検査ノ結果トラホーム患者三十七名ヲ出セリ

之ヨリ學校ニ於イテ毎日二回ツ、点眼水ヲ施スコトトセリ　十月検査ニ於イテハ二十四名ニ減セリ

明治四十四學年

一　養護

四月体格検査ノ結果　トラホーム患者四十四名ヲ出セリ

學校ニテ点眼水ヲ施スコト前学年ニ同シ

寄付金

＊校舎改築のための寄付者名簿に、一二〇円　才川碇助、とあります

大正元學年

一　四月検診ノ結果　トラホーム患者男二十一女十七計三十八名ヲ出セシモ　九月更ニ検診ノ結果　殆ト全部ノ患者ニテ學校ニテハ　如何トモ手ノ着ケ様モナク其儘ニ打捨テ起キタリ　之レ本校ノミナラス　九月検診ノ医師ノ診断ヲ受ケタル学校ハ儘ク如此成積也

大正二學年

一　トラホームハ前學年ニ同シク非常ニ多数ナルモ　校醫ノ欠員ト　当學區域内ニ医師ノ不在トニヨリ　之レガ治療ヲ施ス能ハサルハ遺憾ナリトス

一　本學年ハ二回麻疹流行ノ為　一時大打撃ヲ蒙リタリ

大正五學年

＊寄付者名簿のなかに、金五〇銭　川口武二、とあります

大正一一年、大正一二年學年

*学校医嘱託　池亀秀紀、との記載があります

(四) 島元校長の嘆き——早世した先人たち

島元校長は、屋久島の偉人とされる泊如竹に並ぶ人材として梅田巖知を称えますが、「氏ガ理想ヨリ産ミタル岡本太助　日高彦太郎　日高休松共ニ氏ガ後ヲ追ヒ何レモ病ヲ以テ亡ブ　嗚呼天何ゾ此ノ慷概氣魂ノ士ヲ奪フノ惨ナルヤ」と嘆きます。この島元氏の言葉のように、梅田四〇歳、日高彦太郎三〇歳、日高休松二九歳と早世しています。

なお、岡元医師の没年は確定できていません。「明治四二年医籍」では安房となっており、「原文書」、『沿革史』ともに、明治四〇年末までの動向は明記されています。本書では、岡元正寛氏の履歴がほぼ太助医師と同一と考えられるため、太助医師が晩年、正寛と名乗ったのではないかと推測しています。ただ、聞き取り調査では、太助医師と正寛氏は兄弟であったともされます。いずれにしても、太助医師の没年は明治四二年、享年四三歳と推測していますので、島元校長の嘆きはもっともであると思います。

なお、梅田医師の「死因ハ此睡眠不足ヨリ漸次脳症ニ罹リテ最後ヲ告ゲタ」とありますが、ほかの三人の死因は不明です。のちに、このことについてはふれます。

四　山崎三之丞──「村落誌」に残らない医師

資料収集中に、地方政経録『郷土を造る人びと』（昭和五〇年記念）のなかに、次のような記録をみつけました（一部は省略してあります）。

山崎サカエ　熊毛郡屋久町栗生
年令　明治三一年九月一一日生
経歴　山崎サカエ女史は父三之丞氏の長女として屋久町栗生に生まる。父は長崎医大の前身校にて医学を修め、郷土に於て開業し当時名医として有名。女史は明治四五年栗生小学高等科を優等生として卒業し、大正八年鹿児島産婆学校卒業。鹿児島市内に於て看護婦に従事。二五歳にて結婚。一二年産婆開業し爾来四七年に及ぶ。当時道路の不完備のため、馬にのり往診奥山の炭山に、又原、麦生区まで往診した。旧道時代の苦心談多し。（以下省略）

そして、「中間文書」には、次のような記録がみられます。

明治四十三年度公文書綴（一）

今給黎醫師雇ニ付テノ要件
一　代診山崎三之丞ヲ当中間ニ据ヘ居ク事　但無論代診トシテ仝人ニ限ル事
一　当地患者ヨリ診断ノ便此候節ハ　何時カカハラズ来診スル事
一　但往診料ハ無料タルベキ事
一　死亡診断書普通診断書ハ無料タルベキ事
一　薬價ハ栗生仝様ニ成スベキ　大人十銭小児ハ五銭
一　期ハ三期限トシ　部落或ハ醫師ヨリノ申込ミニ依リ何時ニテ雇ノ関係ヲ解クベキ事
一　雇醫報酬ハ飛魚八人、鰹三人前ヲ宛テル事
一　契約成立スルモノトセバ　中間出張所立テタル当時ヨリ　雇醫関係ヲ付クル様ノ御談ヲ成ス

まず、「長崎医大の前身校」について、少し解説を加えておきます。長崎医大は、五高医学部時代（一八八七～一九〇一年）、医専時代（一九〇一～二三年）、医大時代（一九二三～六〇年）となるため、山崎氏は時代的には長崎医専卒業と思われます。

栗生村の、明治末期から大正期の不安定な医師の雇用状況については、すでに述べました。再確認すると、川村医師が帰郷するのが明治四二年前後で、同時期に川畑喜之助医師が後任となったも

のと思われる。そして明治四三年に「今給黎医師」に引き継がれ、中間に出張所を設立し、そこに山崎医師を、代診として雇うという契約書と解されます。

契約書の第一項の「代診山崎三之丞ヲ当中間ニ据ヘ居ク事　但無論代診トシテ仝人ニ限ル」という意味の背景には、「郷土に於て開業し当時名医として有名」と言える住民の意識があったのでは、と思います。

ただ、卒業年度、医籍としての確認、栗生への帰郷年など多くは不明でした。そして、この契約の次年に山崎医師は亡くなります。「村落誌」では、栗生墓地調査のなかに墓標として、明治四四年六月三日没　四一歳、とあるのみでした。なお、逆算し生年を明治二年としてあります。いずれにしても、「村落誌」には「中間出張所」の代診医の記載はなく、歴史のなかに埋もれていくことになるのでしょうか。

五　佐々木武志――明治末・大正・昭和戦前期を支えた医師

湯泊村の項で少しふれましたが、佐々木武志医師についての最初の「物語」は、次のようになります。

(一) 佐々木医師三兄弟（佐々木武志、忠二、太吉）

「村落誌」で「佐々木医師三兄弟」とされているほかの二人の兄弟を、「医籍」からまとめますと、次のようになります。なお、次兄は忠二（「村落誌」）、仲二（「医籍」）となっていますが、以降は仲二とします。

佐々木仲二：明治二〇年生。大正三年日本医学校卒業。大正一〇年医師免許登録。東京都で開業、その後北海道小樽市で開業。

佐々木太吉：明治二三年生。大正一二年大阪医大卒業。大正一三年医師免許登録。卒後慶応産婦人科で研究。昭和二年日立鉱山病院産婦人科医長。昭和一七年助川上町開業。昭和二十四年六月助川町へ移転。（「昭和二六年医籍」）

太吉医師について『山崎時造覚え書き』では、「戦後しばらく、栗生で開業しその後日立鉱山病院に転出。大阪医大を卒業、慶応病院研究部を出た産婦人科医」と記載されています。この記載は、「昭和二六年医籍」によっても確認され、昭和二四年六月、日立市で開業していることが記録されています。

また、先述した『大正一二年郷土史』での、「出稼ぎ人」のなかの医師六名のうち二名は、この兄弟であると推測しています。

(二) 栗生小学校『疾風遭難経過記』

大正四年二月、栗生では疾風(竜巻)により栗生小学校の校舎が崩壊し、多数の死傷者を出しています。「栗生村落誌」による概要は、次のようになります。

発生　大正四年二月二十六日
　一時限の授業が始まって間もない九時三十分ごろ、竜巻が発生。西側三教室をなぎ倒し、その下敷きとなって九名の児童が犠牲となった。
遭難者　旧栗生小学校西側三教室の崩壊による死者
　尋常六年　　男三名、女二名の氏名が記載されている
　高等科一年　男二名、女二名の名前が記載されている

また、栗生小学校『疾風遭難経過記』では、次のように記録されています。

大正四年二月二六日
　当地一名の医師にては手当不足なるによって　馬上人をもって他字医師の救助を乞い併せて

状況を村長及郡長に報告　電報せしめたり。午後二時過ぎ湯泊より佐々木医師兄弟来着をもって　死亡者及重傷者の戸別巡廻を乞い更に事務所にて一般傷者の手当をなせり。（死亡九名、重症一一名、職員軽症三名）

大正四年三月一五日（金）

岩川△△経過不良なるやの疑あるをもって　県立病院へ入院希望有とのことなりし故　中馬校長訪問の上　主治医佐々木医師の意見を聞き村役場にて施業券を貰受けたまわん。

当時の栗生の医師名は不明ですが、佐々木兄弟医師となっているのは、おそらく武志、仲二医師をさすものと考えます。また、武志医師が主治医となっており、施業券（「施療券」と思われる）が交付されていることがわかります。この記録からすると、この頃の栗生は「代診」であり、佐々木氏の医療範囲は栗生から平内までの広範囲であったことがうかがえます。なお、施療券とは、貧困者や医療が受けられない困窮者に、無料で医療を行う制度のなかにあります。

さらに、現在の栗生湯泊間は約四キロメートルで、車では二〇分程度で往復できますが、この文書ではおおよそ三から四時間かかっていると思われ、当時の交通事情がよくわかります。

(三) 村議としての武志医師

『平内小学校沿革誌』には、昭和二年六月二一日付で、「佐々木兄弟（医師）より小学生全集の寄

贈を受け　佐々木兄弟文庫と称す」とあります。

佐々木医師は村議（昭五〜九年）を務めていますが、「中間文書」には、昭和九年に開催された両村交歓会での協議事項の九項目に、「両村ニ村立病院設置ニ付研究考慮ノ件」の項目があり、大正一三年の下屋久村の「村是」にはなかった項目があります。おそらく、佐々木医師が、当時の屋久島の医療状況を考慮して、このような提案になったのではと考えています。

さらに次章では、下屋久村の明治末期・大正・戦前昭和期の医療状況を述べるなかで、佐々木武志医師の第二の「物語」を語ります。

六　なぜ早世する医師が多かったのか

年齢的に一番若かった佐々木医師のみが、六六歳まで医療活動を続けられました。ほかの四人は、梅田巖知三九歳（明治三三年）、日高彦太郎三〇歳（明治三七年）、岡元太助四二歳（明治四二年）、山崎三之丞四一歳（明治四四年）となり、いずれも早世と考えます。ただし、その死因については、梅田医師のみが過労による脳疾患で亡くなったと推測されますが、ほかの三人については不明です。

栗生には、明治期の墓石がいまでも保存され、死者の記録が残されています。そこで、明治四〇年から四五年（大正元年を含む）までの死者を拾いだし、その状況を調べてみました（表3―10）。

その結果は、明治四〇年から四五年までの間に、突出して死亡数が増えた年度はありませんでした。すなわち、「流行病」による死者の増加はなかったと推測されます。なお、年齢との相関はU字型の死亡傾向を示し、乳幼児と高齢者が多くなっているのは、前述の大正一〇年の死亡傾向と変わりがありません。

山崎医師は明治四四年六月四一歳で亡くなっていますので、その年の四〇歳代死亡は山崎医師のみとなり、この調査では山崎医師の死因の手がかりはありませんでした。ただ、またのちにふれることになります。

表3－10　栗生村墓石調査

明治	～ 9歳	10歳 ～	20歳 ～	30歳 ～	40歳 ～	50歳 ～	60歳 ～	70歳 ～	80歳 ～	計
40	3	3	1	2	3	3	6	2	0	23
41	2	1	2	0	1	1	3	2	0	12
42	6	1	2	5	1	2	3	5	2	27
43	5	2	2	2	3	2	1	1	3	21
44	5	2	3	4	1	2	0	2	2	21
45	3	0	1	1	3	3	2	3	0	16
計	24	9	11	14	12	13	15	15	7	120

第四章　「古文書」からみる医療史

戦前までの医療は、「流行病」（「感染症」）との闘いでした。しかし、それに対して、医療側（医師）は有効な対応手段を持っていなかったと言えます。そのため、戦前の資料には、「医療」という言葉ではなく「衛生」が多く使われていました。

また、「医制」の柱は衛生行政の基礎を築くことであり、衛生行政機構の確立を目的としていました。そのため、中央から地方へ順次、法制を広げ、各種の「医療制度」を整備していくことになります。この時代は、「衛生」を確立するために、行政上の規則や取り締まりなどは村落および住民に直接対応が求められ、その負担も大きかったものと考えます。

「医療」が病気の治療や予防に役立つようになるのは、戦後を待たなければなりませんが、村落や人びとには医師を必要とする理由がありました。それは、「死亡診断書」の発行がなければ、埋葬の許可が下りない仕組みが確立されていくからです。

このような状況のもとでは、医療側と住民側では違う意識や認識であったのはむしろ当然であったのかも知れません。数少ない屋久島の資料から、その歴史をたどってみます。なお、古文書内の、□は虫食いや読解できない文字、△は「伏せ字」です。

第一節　中央からの通達と「村医」の文書

維新後、明治政府は数多くの文書を各府県に通達しています。医療に関する文書もその一つです。現在の意識からすると、明治時代には、中央から地方へは長い時間をかけて情報は伝達されたと想像しがちです。ただ、古文書をひもとくと、思ったより早く末端まで届いていたようです。それも、その都度手書きで複写されていくという方式なので、筆生（写字を職業とする人）という役割・職業を生み出しています。

たとえば、「医制四十五条　施治ノ患者死去スル時ハ医師三日内ニ其病名経過ノ日数及ヒ死スル所以ノ原因ヲ記シ（虚脱痙攣窒息等ノ類ヲ云ウ）医師ノ姓名年月日ヲ附シ印ヲ押テ醫務取締ニ出スヘシ」（医制　明治七年八月一八日　文部省ヨリ東京京都大阪三府へ達：厚生省『医制八十年史』より）の通達があります。この通達は、明治九年には全国に出されたことになっています。鹿児島県では県令を通じて、明治九年七月八日付で、左記のような形式で「死亡届」を出すように、各村落に通達されています。なお、原文の改行は無視し、後半の二行は語句順を訂正しています。

一　患者死亡の際医師届出書式――明治九年「楠川文書」

第六十五号

自今醫師施治ノ患者死亡致候節ハ　五月ヲ限リ左ノ書式ニ照準シ　正副貳通ツ、相認メ　區戸長ヲ経テ遺漏ナク可届　若シ中途医師ヲ替ヘ候事在之候ハバ　前醫ヘ初発ヨリ手掛リトシテ病状書ヲ後医ニ渡スベケリ　後医ハ之ヲ受取死亡届書ニ添テ可差出　若シ前医此病状書ヲ渡ス事ヲ肯ンゼサル節ハ　其訳ヲ死亡届書ヘ奥書可致候　将又数名ノ医師合治ニ係ル分ハ　一紙連名ニテ死者住所ノ區戸長ヲ経テ可届出　區戸長ニ於テハ之ヲ受取置　一ケ月分宛取纏メ置　翌月十日ヲ限其地差立第一課ヘ可差出　此旨医師ヘモ無違漏可相達候事

但届書中ヘ経過ノ日数及ビ死ス所以ノ原由　虚脱痙攣窒息等ノ類ヲ云ウ　ヲ記載スル等ノ儀ハ何程詳細ニ渉候共不苦候事

明治九年七月八日　　鹿児島縣令　大山綱良

そして「死亡届」書式が、次のように例示されています。

書式

死亡届
鹿児島縣第何大區何小區何村町
何某父母兄弟妻子
病名　何業何職　姓名
年号月日死　何年何ケ月
右者私共施治ノ患者ニ候処死去候間此段御届出申上候也
鹿児島縣第何大區何小區村町何番屋敷
士族　平民
年号月日　醫師　姓名印
縣大小區同上
醫師　姓名印
鹿児島縣令姓名殿

通達の趣旨は、患者が死亡したときは、必ず「死亡届」を区戸長に提出することを求めています。同時に、「死亡診断書」の記載方法は前述の医制四五条に沿う内容になっています。そのなかで、複数の医師が関わった場合の具体的な指示が示されているのは、当時の医療状況を反映したものです。なお、「第一課」とは医制四五条中の「醫務取締」にあたるものと思います。

基本的に、「施治ノ患者死亡致候節」には医師は三日以内に「死亡診断書」を提出し、戸区長は毎月一〇日に一カ月分をまとめて、「医務取締（ここでは第一課）」に二通を提出することを求めています。明治二二年までは大区・小区制でしたので、住所はそのようになっています。また、当時の都会では、（裕福な人びとに限られるが）複数の医師が診療に関わって「対診」していたことが多かったので、医師名が複数で例示されています。さらに、医師の身分、「士族」、「平民」の別まで記載することが求められています。

この通達は、それまでの慣習からすると大変革を意味します。それまでは、医師の診断書や死亡届は必要なかったのです。さらに、「病名」も必要とされていませんでした。この通達以降は、「死」そのものが国家の管理となり、「病名」が公衆衛生に寄与することになるのです（藤村、二〇一八）。

しかし、この通達が明治初期にどの程度徹底されていたのかは判然としませんが、おそらく屋久島の「無医地区」の状況をみるなら、「死亡診断書」ではなく「死亡届」が多かったものと推測されます。なぜなら、「死亡診断書」の発行には、医師の診断と、原則としてお金がかかるからです。

二　川村・梅田医師から「人民」へ――明治二〇年「中間文書」

「中間文書」のなかで一番古い文書と思われるのが、「明治二〇年一月　中間　往復文書綴」のなかに二通あります。一通は、明治一九年八月一一日付の「官報　第百三拾六号　登記法」で、もう一通には表題はありませんが、内容をみると、「人民への告示」依頼として、当時の戸長に出されている左記の文書です。
差出人は川村・梅田医師の連名で、第一条から第十二条は診察料や薬剤料についての規定です。そのあとに、薬剤費の滞納がおこり医師も困窮している実情を理解してもらうために、「人民」に知らせてほしいと述べています。
本資料には、虫食いなどの不鮮明部分も多くありますが、その個所は□□とし、全文を筆者の理解の範囲内で転記しました。なお、病名は、虎列刺（コレラ）、腸窒扶斯（腸チフス）、実扶垤里亜（ジフテリア）です。

「明治二〇年川村・梅田文書」

第一　天然痘　主治医日雇一日ニ付金壱円弐拾銭宛
但在家治療ニ於ケル者ハ其限ニ非ラス
第二　虎列刺　右同金十円五拾銭宛
第三　赤痢　腸窒扶斯　発疹窒扶斯　実扶垤里亜　右同金参拾銭宛
第四　牛痘接種医右同金参拾銭宛

第五　初回診察料金拾弐銭宛　但自ラ投剤スル者ハ其ノ限リニ非ラス

第六　二回以上ハ一回ニ付金弐銭宛
　　　但自ラ治療ニ於ケル患者ハ　病状ニ拠リ医師自ラ臨診シタルトキハ其限リニ非ラス

第七　初回ノ外来應料ハ　日夜ヲ分ス　一里ニ付金壱円宛
　　　但患家貧困ノ故ヲ以テ医師ヲ招致スル事能ワサル者ハ　該□□□□□□□□
　　　倘請診スルトキハ其機ニ従ヒ實謝料ニテ臨診スル事アル可シ

第八　二回以上ノ者ハ一里ニ付キ金五拾銭宛　但書ハ第六条ニ準ス

第九　以上第五条ヨリ第八条ノ場合ニ於テ　患家極貧トノ状ヲ察知スル者ハ□□□□□ノ便□
　　　ニ従ヒ診察料□□□為□□コトアル可シ

第十　薬価ハ凡テ現納濟ト定ムト雖トモ　一週間以上ノ加療ニ渉ル者ハ　其ノ症ノ治不否ニ
　　　関ハラス　投剤ノ終ニ於テ該全薬価三分ノ一納収ス可シ但患者一時ニ納済セントス
　　　ル者ハ可然事

第十一　第十条ニ於ケル納濟ノ不足分ハ　投剤ノ終リヨリ起算シテ六ヶ月以内ニハ其都度必
　　　ス全納ス可シト雖トモ　若六月以上ヲ経過スルトキハ現本金一ケ月金壱円ニ付弐銭
　　　ノ利子ヲ附加シテ借用書又ハ預証ヲ差入ル可キ事

第十二　死亡届書ヲ除クノ外　診断書料ハ金拾銭宛

私共儀是迄御擔内ニ於テ医術開業仕　内外患者ノ診察並ニ投剤ノ際ハ　従来薬疾急其ノ初メノ日ニ於テハ□□□□　従テ投剤スレハ従ヒテ應当ノ謝料ヲ願　以テ刀圭ノ業ニ就キ糊口ノ資ヲ育ムト雖トモ　財政歳ト共ニ差迫マリ　従テ謝料薬價等ノ不納ヲ来スニ至レリ　然シ之ガ為メニ敢テ其赤ヲ廃セサル、

素ヨリ其業ニ於イテ□□□□ル□コトナルヲ以テ　尚ホ菲薄ノ資ヲ損テ、荏苒　茲ニ投剤スル事数年ヲ積タレハ　近今ニ至テ已ニ数円或ハ数十円ノ薬價ヲ納収セザル患家モ蓋鮮少ナリトセス

此処ヲ以テ余輩　其投剤ノ資ヲ患家ニ請求セスシテ　却テ薬舗ノ負債ヲ仰ギ茲ニ数年ノ間既ニ数百円ノ巨額ヲ徴セラル、ニ至レリ　加之以来該薬舗ニ於テモ　金ト薬品ト両換スルコト非ラサレバ　毫モ薬品ヲ投送セサル成規ニ立至リケレハ如奈セン　以来医師患家ニ臨シテ單ニ視傍観スルノミニテ　被請診シ者ヲ療セス以テ其本業スルヲ能ウ術ナキ事也

其レ畢竟当地人民ニ於テハ　往古ヨリノ習慣ヲ固持シ　医師ハ賤業ナリト蔑視シ　以テ薬價ノ納収ハ遷延スルニ困リ

故ニ今般同業ト謀リ　従来ノ医則ヲ一華シ　前顕ノ通リ医師ニ関スル大約事綱目ヲ掲テ爾来新シニ則リテ吾カ醫業ヲ営為セント欲ス

願クハ御擔内人民ヘ無滞各自洞知スル様御便宜ヲ以テ御告示アラレタシコト此段連署ヲ以テ其段連名ヲ以テ　御依願候也

栗生村　医師　　川村精輔
原村　医師　　梅田巖知
明治二十年一月
安房村外九村　戸長　江夏喜兵衛殿

さて、この文書の意味を次のように解釈しました。

(一) 明治二〇年の下屋久村

明治二〇年の下屋久村には、栗生に川村精輔、尾之間に竹下静蔵および日高藤十、原に梅田巖知と、四名の医師が開業していました。これらの医師をつなぐ組織、今で言う「医師会」はまだできていなかったと考えますが、当時でも相互の情報交換はあったものと思います。

明治二〇年当時、竹下医師は六〇歳前後、川村医師は三七歳ころ、梅田医師は二六歳ころであり、梅田医師は鹿児島医学校で西洋医としての教育を受けており、鹿児島市内の「医家」の状況も把握できていたものと思います。よって、本文は梅田医師によって書かれた、と筆者は考えています。

なお、大日本医師会ができたのは明治二六年三月ですが、鹿児島県連合医会の結成の動きは明治二三年頃から始まり、明治三〇年四月、県令第四二号によって鹿児島医会規則が布達されています。明治三一年二月の県医会に、熊毛郡の外山尚太朗医師が出席していたことはすでに述べました。

また、明治一七年（一八八四）に、安房村外九村戸長役場が安房に設けられ、明治二二年（一八八九）の町村制施行で下屋久村役場となっています。よって、宛先は安房村外九村戸長となっています。

（二）文書の背景――診察料と薬価

この文書の前半（第一～八条、第一二条）は、診察料、往診料（応料）、投薬（投剤）と薬価の支払い、診断書料など、医師側の規定を述べています。また、困窮者へは、無料の処置がとられることも述べられています（第九条）。とくに目立つのは薬価についての項目で、遅滞については利子までも規定されています（第一〇、一一条）。

そして後段になると、その理由が説明されています。すなわち、医師が投薬しても患者の薬価の支払いがなく、医師は薬舗（薬局）に支払い延期を依頼してきたが、その滞納額は数百円となり、薬舗から薬の供給が受けられなくなってしまった。医師として、病人に対し投薬できずに、ただ傍観するのみとなってしまった。

さらに、なぜそのような事態になっているのかを述べ、新たな原則を「人民」に伝えてほしいと、「安房外九村の戸長」にお願いをすることになっています。これには法的根拠があるのです。

「医制」第四一条には「医師ハ処方書ヲ病家ニ附与シ、相当ノ診察料ヲ受クヘシ」とあり、医師は診察料のみを徴収し、調剤などは薬舗主に任せるように指示されています。現在で言う「医薬分業」です。また、第四八条には、「病家診察料ヲ送ラサル時ハ、医師ノ申立ヲ以テ、医務取締及ヒ区戸長之ヲ取立ツヘシ」とあり、医務取締・区長・戸長という公人が代わって未収者への取り立てを引き受けると定めています。

この法的原則が、戸長への申し入れとなっています。しかし、この申し入れにもかかわらず、これ以後も薬価の滞納は解消されることがなかったことは、順次明らかになります。

(三) 医術と医業――「往古よりの習慣」と「医師は賎業なり」

さて、「人民」の医療費滞納の理由は、後段に出てくる「往古よりの習慣」が今も続いているからとしています。「往古よりの習慣」という意味は、明治以前の「医は仁術、報酬は患者の思し召しのままに」ということを言っているのだと思います。それまでは、診察料、往診料、薬剤料の規定はなく、「薬礼」として一括されていたのです。「薬礼」とは、「薬や治療の謝礼として医師に贈る金銭(『広辞苑』)」ですから、患者さんは自分で支払える範囲内でよいことになります。

もう一つは、「医師は賎業なりと蔑視」という意味の理解です。近代以前においては、洋の東西を問わず、医師は単に病気やケガを治療する「賎しい技術」を職業(賎業)とする下層の者にすぎなかった(布施、一九七九)。明治の当初まで、医業は免許制度のない自由業でした。それは前述した「徳川医師」の出自に現れています。

ここでは、いままで「医業・医術」の恩恵にあずかってこなかった「人民」に、診察料・往診料・診断料と薬価が決められましたから、それぞれ支払ってください、と言っていることになります。

しかし、「人民」には「医師は賤業なりと蔑視」の風潮や「薬礼」の旧慣がありますので、制度ができたからと言って、すぐに改善されることはなかったのです。「人民」と医師の間に、「医術・医業」に対する認識の根本的な違いがあったと思います。

「従来の原則」を改め第一から一二条の新たな規定をもとに「医業」をしていきたいという、医師側の時代的背景は、次の高木兼寛の講演要旨にあらわれています。「近代医学は修業や開業に費用がかかる、医師は国民の健康を左右する重大な職責があり、医師の品位を高め、医学の進歩を図るためには医師が薬価を徴収し、診察費を法的手段を用いても厳重に請求することは当然の責務である（明治二六年の伝染病研究所での講演）」。

これは、「診療とは医師にとって経済行為であり」、「日本の国民医療＝開業医医療を決定するものとなった」（布施、一九七九）という歴史的意味を持ちますが、離島では、すんなりと理解されなかったことは、これから述べていきます。

少し付け加えますと、「原村落誌」では、梅田医師は「貧しい人々からは薬価はとらなかった」と記載されています。すなわち、梅田医師は「医は仁術」を実行していたことになりますが、当時の村落の状況からみると、医業による収益は期待されません。これでは梅田医師の目的が達成されませんので、「士族」となり宮崎・鹿児島へ「出稼ぎ」に行くことになったのでは、と考えます。

三　残された死亡届・死亡診断書

一般的には、「死亡届」は住民が行政へ、「死亡診断書」は医師が患者さんへ出すのが原則です。具体的な死亡届と死亡診断書が、「中間文書」に数通残っていますので、それをみておきます。なお△は「伏せ字」です。

（一）明治三九年の「死亡届」

死亡届
熊毛郡下屋久村中間△△番戸々主　平民
農業
岩川△　△　△
弘化参年△月△△日生
死亡之時　明治参拾九年参月参日午後五時拾五分
場所　熊毛郡下屋久村中間△△戸
死亡致候間別紙醫師之診断書相添へ此段
届出候也

右同居者長男

岩川△　△　△

慶応参年△月△日生

明治参拾九年参月四日

下屋久村戸籍吏伊東裕武殿

死亡日が三月三日で、届出日は翌日の三月四日となっています。明治三九年頃になると、医師の死亡診断書がないと埋葬の許可が下りない仕組みが確立しています。

(二) 明治三九年の「死亡診断書」

川村医師の診断書の写しが、数通残っています。様式はおなじですが、病名が違うので二通をみておきます。前者の死亡時年齢は九一歳と思われ、「病死」とのみ記載され、「病名」はありません。後者は六六歳で、発病後約六カ月で死亡し、その原因は「癌」であったことが明記されています。

「死亡診断書」──①

氏名　　岩川△　△　△

男女ノ別　　男

出生年月日　弘化参年△月△△日生
職業　農業
病死　病死
病名
発病之年月日
死亡年月日時　明治参拾九年参月参日午後五時拾五分
死亡之場所　熊毛郡下屋久村中間△△△番戸
右証明候也
熊毛郡下屋久村栗生参拾壱番戸
主治醫　川村精輔
明治三十九年三月四日

「死亡診断書」――②

一　氏名　山崎△　△
二　男女ノ別　女
三　出生年月日　天保拾年△月△△日生

四　職業　無職業
五　病死　病死
六　病名　胃癌
七　発病ノ年月日　明治参拾八年九月拾五日
八　死亡ノ年月日時　明治参拾九年四月弐日午前拾時
九　死亡ノ場所　熊毛郡下屋久村中間△△△△
右証明候也
熊毛郡下屋久村栗生参拾壱番戸
主治醫　川村精輔
下屋久村戸籍吏伊東裕武殿

「死亡診断書」―②は、ほぼ現在に通じる診断書形式となっています。それまでは、「病死」(「死亡診断書」―①)か「外因死(事故など)」の区別程度であったのが、しだいに、死亡の原因病名が必要になってきます。そこでは、「死因の分類」を行い死因統計をもとに、「医学」の進歩と公衆衛生の発展に役立つことが意図されています(藤村、二〇一八)。

（三）明治三八年「病気の診断書」

「中間文書」のなかに、一例だけ「病気の診断書」がみられます。しかも、この患者さんについては、川村医師が二通（明治三八、三九年）、佐々木医師が一通（明治四三年）の診断書を発行しています。

診断書

　　鹿児島縣熊毛郡下屋久村中間△番戸

　平民

　　　　　　　　　岩川△　△　△

　　　　　　　　明治壱拾弐年△月△△日生

右者天資虚弱ニシテ　幼稚ノ時遺傳性結膜炎ニ罹リ　数年ノ醫療ニ因リテ稍々快方ヲ得候處　明治拾五年貳月拾五日　俄然眼胞腫脹　従テ焮衝劇甚ニシテ膿汁ヲ漏出ス　仍テ之カ療法トシテ　瀉血器法及ビ塩下膿其他種々施療候得共病勢漸次増進シ　已ニ角膜破裂シ　加之眼球突出視力管能ヲ失ス然共諸症全ク治シタルモ　両失明ヲ遺残シ　豫後如何ナル療法ヲ施スト雖モ唯全治シ能ハザル者ト及診断候也

　明治三八年五月四日

鹿児嶋縣熊毛郡下屋久村栗生参拾壱番戸
主治醫　川村精輔

明治三十九年三月にも同様の診断書が残っています。

生まれながら虚弱で遺伝性結膜炎に罹患した患者さんが、三歳の時（明治一五年）、眼の化膿性急性炎症をおこしたので、瀉血療法（しゃけつ）や塩下膿療法を行ったところ、炎症は改善したが両眼とも失明した。今後も回復の可能性はない、との診断書になっています。診断書が発行された時の患者年齢は二六歳です。また、発病した明治一五年は川村医師が開業した年にあたります。

明治四三年にも、同人の佐々木医師の診断書があります。ただし、虫食いが多く、一部分のみが判読されます。文中には、「痙攣を来せけり、全く無呼吸、覚醒せり、突然顔面蒼白」などの文字があり、その後も増悪を繰り返したとみられます。

なぜこの患者さんのみ診断書が残っているのか、どこに提出されたのかは不明です。ただ、この時代の急性化膿性病変に対して、瀉血器法（しゃけつきほう：機械を皮膚に押し付け、レバーを動かすと刃が飛び出して皮膚を傷つけ、血液が体外に流れる仕組みになっている）を行ったことが明記されているのが興味深い。なお、塩下膿療法については不明です。

（四）明治三三年の投薬・往診の請求書

中間文書では薬価利息取（明治四三年）として、原文書には竹下静蔵殿薬代（明治一八年）として各住民の医療費総額が記載されている資料があります。一方、永田の弓削医師の子孫が保存していた、一患者への医療費請求書明細が残されています。そこには、処方ごとの薬代や往診料が分別されて、次のように記載されています。

記

一金　八円九拾壱銭也

但水薬　五十九日分　代四円六十弐銭

一含漱薬　四回分　代二十四銭

一散薬　廿六包　代六十五銭

一往診　二回　代一円八〇銭

一滞在　五回分　代一円五十銭

右之通リ御座候也

三十三年八月五日改む

弓削薬局

日高△△△△殿

約二カ月分の医療費は、およそ九円の請求となっています。病気の状況や薬の内容は不明ですが、水薬を中心として投薬がされ、往診を二回行っています。ただ、滞在五回分については、その内容は不明です。また、「薬局」となっているのは、医薬分業を意識したものでしょうか。

さらに、子孫は「漢方医」として記憶しており、調剤用のすり鉢と鹿角製のすりこぎ、分別用の四種類の丸さじなどが保存されています。また、「薬箱」もあったと記憶しています。このことから、弓削医師は自宅で製薬と調剤を行っていたと考えます。

第二節 「流行病」と衛生行政

明治二〇年の川村・梅田文書では、流行病ごとに診察料が違っています。これは、それぞれの感染症の致死率の程度に応じているものと考えます。患者さんの死亡確率が高い病気は、医療者にも感染する危険が高いので、理にかなっているともいえます。ちなみに、主治医日雇一日に付、虎列刺（コレラ）―金十円五拾銭宛（死亡率約七〇％）、天然痘―金壱円弐拾銭宛（同二五％）、赤痢・腸窒扶斯（腸チフス）・発疹窒扶斯―金三拾銭宛（赤痢同二八％、腸チフス同二一％、発疹チフス同一九％）、となっています。なお、死亡率は、大西雄二『宮崎県の感染症』（二〇〇八）の明治一九年資料より算出したものです。

「流行病」、「伝染病」、「感染症」などの言葉が使われますが、日本の「死因分類」でも、明治八年第一類：流行病、明治一六年：伝染病、明治三二年および明治四二年：伝染病及全身病、大正一二年：流行病、地方病及伝染病、昭和八年：伝染病及び寄生虫病、となっています。ここでは「流行病」として表記していきます。

さて、屋久島は「流行病」から安泰であったのだろうか。「中間・楠川文書」や新聞記事をみると、屋久島も安泰ではなかったようです。各種の文書に記載されている「流行病」を拾いあげると、次のようになります。なお、口永良部については、川越政則「口永良部物語」（『南日本文化史』、一九五〇）での記述をもとにしています。

明治一八年：原――ホウソウ流行（「麦生村落誌」岩川畩之助の日誌）
明治三三年頃：原――赤痢流行（「麦生村落誌」岩川畩之助の日誌）
明治三五年：新聞記事――尾之間・原・麦生の伝染病
明治三五・三六年頃：口永良部――コレラ七、八人が罹病し、五、六名死亡（川越）
明治三九年：中間文書――赤痢警戒、栗生避病舎の屋根の改装
明治四二年：新聞記事――宮の浦の腸チフス

明治四三年：中間文書六月――腸チフス・ジフテリアの楠川侵入
　　　　　：中間文書一〇月――本年原に流行
明治四四年：楠川文書――楠川の腸チフス
　　　　　：『粟穂小学校沿革史』――トラホームの流行
大正二年頃：ハシカ病が流行（「麦生村落誌」岩川畋之助の日誌）
大正　二年：『粟穂小学校沿革史』――二回麻疹流行
大正　三年：新聞記事――屋久島の奇病（船行・安房・尾之間・小島・平内）
大正一二年：新聞記事――南島の流行病（屋久島方面、栗生小学校）
昭和　二年：口永良部――ジフテリアが発生（川越）
昭和一二年：口永良部――チフス患者二〇人くらい。二人死亡（川越）
昭和一五年：新聞記事――熊毛郡の眼病　恐るべきトラコーマの罹患

病名が記載されていない新聞記事は、その内容から、明治三五年の伝染病は「赤痢」と思います。大正三年「麦生村落誌」の岩川畋之助の日誌は、このことを言っているのではないかと考えます。大正三年の奇病とは、症状（発熱・悪寒、睾丸腫脹、リンパ節の疼痛）からはフィラリア症と思います。この病気については、のちに述べます。大正一二年の「南島の流行病」は、症状（ホウハレ――頬腫れ）からすると流行性耳下腺炎（おたふくかぜ）と考えます。

なお、コレラについては、口永良部のみに記載があり、そのほかの村落での記載はありません。口永良部の流行病については、発生の事実と結果のみの記載です。

これらの「流行病」のなかで、具体的にその状況が記録されているのは、次の宮の浦と楠川の「腸チフス」事例のみです。

腸チフスは、経口感染（大便や尿に汚染された食物、水などを通して感染）です。症状と経過は、感染後七～一四日頃から腹痛や発熱、その後三～四日すると四〇度前後の高熱を出し、下痢（水様便）、血便などの症状とともに高熱が一～二週間も持続するのが特徴です。高熱の持続で体力の消耗を起こし、無気力表情になる（チフス顔貌）場合や、重症例では熱性譫妄などの意識障害を起こしやすい。二週間ほどたつと腸内出血から始まって命にかかわる事態となることもあります。

まず、明治四二年の新聞記事から、宮之浦に発生した「腸チフス」の様子をみよう。この記事は、吉武警察医の発表をもとにして書かれています。当時は、「流行病」は警察の管轄になっていたことがわかります。のちに述べますが、警察の組織のなかに「衛生警察」という部門が設けられていたのです。

左記の文には句読点はありませんので、適宜筆者が段落をつけています。なお、フリガナは割愛しました。

一　宮の浦の腸窒扶斯（明治四二年）

宮の浦の腸窒扶斯（鹿児島新聞。明治四二年一〇月二九日）

熊毛郡屋久島宮の浦の腸窒扶斯に就いて吉武警察医の談に依れば曰く　現今収容の患者は二十四名で　外に自宅治療中の患者が三名ありましたが　一名は死亡しました　今後は患者も余り多くは出ないでせう

尤も始めは惨憺な状況だろうと想像して　種子島より南署長子島郡書記も同行する事になり船中色々の打合せをなし　宮の浦に着いて見ると其時の届出の疑似患者は五名程度で他に注意中の病人が四十名あると云うことでしたから　直ちに届出の疑似患者に就きて検診しますると臨床上にては正しく腸窒扶斯の症候が顕れて居りました

けれども尚ほ念の為浅川氏腸窒扶斯診断液にて　患者から発泡液を採り凝集反応を試験する事にし　一方は患者の収容と消毒に取り掛り　翌日注意中の病人を検診しましたら　四、五名の平病者を除く外は現患者十四名と既に疾病は快復して単に衰弱し居る者のみでした

其れから反応試験は最も著名に陽性成績を得たから　疑似ではなく真の腸窒扶斯と診断し報告しました様な次第で　先日の新聞に六百名とか一家七、八人枕を並べて云々と云う程ではなく先ず幸福の至りでした

然し初発以来の罹患者は残胎症候を総合推断すれば恐らく多かったに違いない　今でも町内を歩くと頭髪の脱毛したる者全身羸痩顔面蒼白で熱性病経過後の様子を呈するもの多数を見受けます

而して其の系統を調査すれば色々の説がありまして　下屋久村栗生で飛魚漁期に宮の浦から出稼ぎした漁夫が病みついて帰宅したのが初りだとの事ですが信ずるに足らない　何れにしても三十年来宮の浦に腸窒扶斯のなかった事は明らかですから　畢竟健康帯菌者が主なる原因で全島の何れの部落にか病菌を蒔いたものでせう

元来同島には伝染病院がないから之には大いに案じましたけれども　薬丸村長　木原助役松田衛生組長　吉元予防委員等が熱心奔走の結果民家を借り入れ大小都合四棟を使用して居ます　主治医は種子島の鮫島医師が専心治療に従事し一、二の腸出血患者を除くの外は経過頗る良好です　又た看護婦も当市より二名雇入れましたから先ず安心です

宮の浦小学校も生徒が犯されて目下休業中ですが　何れ病気の静まるを待ちて宮の浦全部の大消毒大清潔を施行する積りにて　既に消毒薬品等は用意されて居ります云々

まず、「新聞に六百名とか一家七、八人枕を並べ」と言うような、「惨憺な状況」を想像して、吉武警察医、南署長、子島郡書記、看護婦二名は宮之浦に着いています。これは、県が直接対応したことになります。

届け出では、疑似患者が五名、注意中の病人四〇名となっています。吉武警察医の診断は、疑似ではなく明らかな腸チフスの症状であり、検査結果でも陽性反応でした。注意中の四〇名のうち、一四名が患者で、二〇名前後が回復期（衰弱してはいるが）、四、五名が平病者との診断です。届け出の情報と実状が、かなり乖離していたことがわかります。

また、発病の時期は峠を越えていることが文面からあきらかです。このことは、「流行病」の対策・対応は、県↓郡↓村↓村落となっていますが、村落から逆の方向の「通知」は遅れていたことが推測されます。

流行の経緯では、栗生との関係が取りざたされていますが、それは風聞とされています。当時、宮之浦には避病院はなく、民家を借りて治療を行っています。小学校は休校中で、罹患者がいたとなっていますが、『小学校沿革史』にはこの腸チフスについての記載はみられていません。

それから約一カ月半後には、主治医を通しての記事となります。主治医の鮫島峰太医師の「明治四二年医籍」は、医学校四一年一月卒、西之表、となっています。

瘋狂院とは、当時の精神病院の呼び名です。カンブル（カンフル）注射とは精製樟脳で、心臓の収縮力を増大させる作用があるので、呼吸・循環の興奮剤として一時ひろく使用されました。

なお、重複する情報や不要部分を省略（……）してあります。

宮の浦の腸窒扶斯に就いて

主治医　鮫島峯太氏談（鹿児島新聞　明治四二年一二月一一日）

……其後の情況に付き主治医鮫島氏は語って曰く　私が当地伝染病主治医の命に突然電報で預かつたのは十月十四日で……翌十五日の汽船より直ちに赴任しました

夜の九時頃……吉武県医、南署長、子島郡書記其他の……御指導の下に本件に就て種々の計画……翌十六日は早速薬丸、木原、川元、吉元、外山、佐々木、松田、永田、中馬、渡辺等の人々が……大小四棟の民家を借り更に三棟を増加して都合事務所とも七棟とし……茲に漸く宮の浦の北隅に仮設伝染病院が出来たのです

……吾々は日夜極力治療に従事し　又一方には患者の収容法消毒法等に注意をするなど　寸暇もなく一時は安眠も出来ませんでしたが　然も其の届出る患者が皆重病患者なので　高熱と衰弱とに身を苦しめ見るのも真に哀れな有様でした　或いは高熱に浮かされ病室を飛出るやら或いは高声を発して泣いだり笑つたりするやらで　病院は丸で癲狂院の感じが致しました

吉武県医と共に……診察を致し……今日迄の入院患者数は六十三名で内四名死亡し九名は未だ入院中でありまして　追て快復すべく今月中旬には閉院の予定で居ります

……或夜の如きは高度の衰弱患者が卒然、脈拍欠代したので……両看護婦が二筒のカンブル皮下注射を行った為良経過を得たなど……私の仕事も非常に便宜を得たのであります

……以前　私が愛知県名古屋の或病院に奉職中にも十七名の該患者が出まして四名死亡し

其後東京の方へ勉強中にも又十四名あつて五名死亡しましたが　幸ひ当院は比較的良結果を得ましたのは誠に幸福の次第で……当警察部及び有志家諸君が戸毎の清潔、消毒を行ひ万事遺憾なく尽瘁された結果と信じます

尚ほ委しく探査しますれば　本症は本年夏頃から当地へ流行したる様で　当地の戸数二百卅戸中、本症に罹らぬ家は僅かに廿余戸あるとの事で　聞くだに慄と致す次第であります

最初の報告（「今後は患者も余り多くは出ないでせう」）からすると、だいぶ様子が変化していると思われます。まず、延べ入院患者は六三名で、うち四名が死亡し、現在九名が入院中で、一二月中旬には閉院の予定とされています。また、流行は夏から始まり、二三〇戸のうち罹患していないのはただの二〇戸ですから、死者が第一報で一名、二報で四名の計五名だけだったのか判然としません。

さて、島内の対応者は、薬丸村長、木原助役、松田衛生組長、吉元予防委員および川元、外山、佐々木、松田、永田、中馬、渡辺氏などとなっています。この対応者のなかで、当時の宮之浦在住の医師に外山尚太朗氏の名前があり、この外山は同氏に当たると推測されます。そのほかの名前のなかに、医師が含まれているのかは不明です。

宮之浦北隅に、大小七棟の民家を借り受け、事務所と仮設伝染病院を設け対応します。文末には、鮫島医師の過去の経験が役立ったことが記載され、おそらく、これが鮫島医師を招聘した理由と考

えます。また、臨床医として、特異症状を発見し学会報告を考慮していることも記載されています。県の指導のもと、この宮之浦村をあげた「腸チフス」の対処費用は不明です。さらに、始まりは明治四二年夏からと推測されますが、この流行は宮之浦だけの単発の出来事だったのだろうか。疑問は残りますが、これらの文面からはその回答はでません。

新聞記事や医療者側からではなく、住民側からは流行病への対応がどのように記録されているのだろうか。「楠川文書」にも、「腸チフス事件」が記録されています。原本ではなく、鎌田道隆氏の解釈文をもとに、その顚末をみておきます。なお、患者名などは伏せてあります。

二　楠川の腸チフス病流行事件（明治四四年）

明治四十四年腸チフス病流行事件

小さな集落の楠川ですが、近代百数十年の歴史を経るなかでは、いろいろな出来事がありました。今回は『楠川区有文書』におさめられている記録のなかから、明治四十四年（一九一一）の夏におこった腸チフス病流行の事件を紹介します。

☆　☆　☆

明治四十四年五月二十六日のこと、駐在巡査の児島高成が部落内をまわって楠川の戸口調査をしていると、あちこちの家で病人が異様に多いことに気づきました。巡査は、医師の日高円磧を呼んで病人を尋問させたうえ、その病人への尋問の返答書をもって帰署し、早速本署へ報告するとともに、村役場へも状況を伝えたのでした。その結果、助役の木原博、医師の磧小十郎・日高円磧・川口童助、警官の児島高成、そして楠川区長の梶原七蔵が立ちあい、病人の診断がおこなわれることになったのです。結果は、牧△△の娘△△、牧△△△の娘、牧△△の妻の三人が「チョチヒス」の病気になっているという診断となりました。

五月二十七日、楠川では未明の時刻から緊急の区内総会が開かれ、三角△△△の家屋および牧△△△の隠居宅を病舎兼事務所として部落が借り受けることを決定しました。そして、同日午後には患者を収容し病舎を開院しています。六月に入ると患者がいよいよ増加して、病舎の不足が問題となりました。また、上屋久村長薬丸猪八郎は、病舎の隣家となっている川路△△△の家族への病気伝染の危険性があることを察知して、川路△△△一家の自宅からの退去を楠川衛生組長牧元吉へ命じました。

六月九日、楠川区長梶原七蔵は、衛生組長をはじめ役人たちや関係者と協議をすすめ、これをうけて川路△△△一家は退去して家をあけることとなったのでした。しかも、川路△△△は部落内における病舎不足の実状を考慮し、川路宅を病舎となすことを了解してくれたので、部落ではこれを借り受けて病舎といたしました。

七月に入ると患者数が徐々に減少していきましたので、部落が借りていた川路宅は、七月五日に△△△に返却されました。そして、さらに一か月後の八月四日には、伝染病の消滅が認められるということで、病舎の閉鎖が村役場から通告されてきました。部落では、翌八月五日に病舎となっていた二軒の家の消毒と「清潔方法」を実地し、三角△△△・牧△△△両人に対し借家契約を解約し、両家を返却したのでした。また同衛生組長と衛生副組長の職も解かれました。

病舎開院中の死亡者は、鎌田△△、牧△△、牧△△の三名でしたが、いずれも三十歳以下の青年であったということです。病舎開院中の部落内の役割や経費の費目については、つぎのとおりであったと記録されています。衛生組長は牧元吉が任命されました。衛生副組長は二名ですが、一名は部落の区長梶原七蔵が兼務し、もう一名は川東八百助が任じられました。会計は鎌田小平次、牧七蔵、大迫幸助、柴袈裟市の四名でした。それぞれの職務としては、区長は部落全般の監視と病舎の便宜を図り、また各役人を監督し警察官との対外的な接渉に当ること、衛生組長・同副組長は病舎全般にかかわる衛生に専念すること、会計は当該一件のあらゆる経費についてその出納を司どることであったとのことです。しかし、このほかにも看護夫として三角畩次郎、川路佐太郎、三角考左君の三名、それに事務所小使いも人数は解りませんが勤務していたようです。

腸チフス一件にかかった経費の金額は不明ですが、部落の負担にかかわる費用として、次のようなものがあげられます。衛生組長・同副組長および看護夫、事務所小使いの給金、患者が発生した家の消毒薬品料、部落内一般の「消契」薬品料・消毒費、病舎として借り受けた家屋の借家料などです。部落負担といっても伝染病ですから、ほとんどの部分は村役場を通しての公費分担があったと考えられます。ただ事務所小使いの給金は「町村費」から支給したとありますのでこれは全額を部落が負担したのではないでしょうか。

伝染病の流行という大事件は、明治四十四年だけではなかったのですが、区民が力を合わせて悪疫に立ち向かったことが、この記録からうかがえます。

「ちょっぽい」第五号、一九九五・四、しゃくなげ会

☆　☆　☆

宮之浦の腸チフスは明治四二年末ごろに終息したとしますと、およそ一年半後に、楠川で流行したことになります。宮之浦との違いをみると、県や郡の対応ではなく、前回同様の村役場の体制で、村落が中心となって対応したことになります。

病者の発見は駐在巡査であり、すぐに日高圓磧医師に診察を依頼し、診断書（返答書）をもらい、本署に報告し村役場に連絡しています。ここでも、「衛生警察」の機能が発揮されます。

さて、「明治四二年医籍」での楠川の医師は、望月医師と川口医師の二人でした。しかし、最初に診断したのは日高圓磧医師でした。同医師は、医籍では南種子西之となっているので、当時、楠川に定住していたのか滞在していたのか明らかではありません。何らかの理由で、望月医師が不在となり、日高圓磧医師に代診を依頼していたとも考えます。なお、日高圓磧医師の当時の年齢は

七四歳と推測されます。

その後、日高圓積、川口童助、磧小十郎の三医師によって、村内住民の診察がなされたようです。なお、「楠川文書」で磧小十郎とされているのは、当時、宮之浦で開業していた関孝十郎（「医籍」）医師のことだと思います。

患者総数は不明ですが、宮之浦の場合七棟、楠川では三棟の仮病舎となっており、罹患者名・死亡者名から推測すると、宮之浦の三分の一程度、延べ二〇名前後となるのではと推測します。しかし、死亡者は三名と比率的に高い死亡率であり、しかも三〇歳以下の青年であったことが明記されています。また、宮之浦の新聞報道では、病気の診断や治療内容などが書かれていましたが、本文書では医療的な記録はありません。

しかし、この記録は住民が自分たちの行動を記録したものであり、名前や役割分担が明記され、村落が全面的に対応したことがわかります。具体的には、衛生組長一名、副組長二名（一名は区長兼務）、看護夫三名、会計四名となり、それぞれの任務分担も明確に規定され、組織的対応となっています。

鎌田氏も述べていますように、公費負担があったとしても、村落の経済に対する影響は大きかったものと考えます。それは、次の新聞記事からも推測されます。この時の流行病は赤痢だと思います。
○明治三五年一一月七日　新聞記事

○下屋久村短信

衛生　一時大いに漫延し　世人を恐怖せしめたる　尾間原麥生の傳染病も　今や撲滅の模様なるが　今年度の該病には　實に千三百圓餘の避病費を費したりといえは　爾今一層注意に注意を加へたきものなり

三　明治四三年「中間文書」の意味

明治四二年には新聞記事、明治四四年には「楠川文書」で、腸チフスの発生が記録されています。前者は医療者や記者の視点から、後者は当事者である地域の視点から記録されています。

さて、このような点としての「腸チフス問題」に、「中間文書」を加えるとどのようになるのだろうか。

（一）明治四三年六月「中間文書」

庶衛第一三号

衛生上ニ関シテハ平素克ク注意シ聊カ遺漏ナキ事ト存候得共　自今縣下ニ赤痢腸窒扶斯所々續発シ　加之上屋久村楠川ニハ腸窒扶斯、実扶垤里亜既ニ侵入スルニ至レリ　斯等ハ各自不摂生ニ基因スルト雖モ　霖雨近年稀有ノ豪雨連日継續シ河水ヲ氾濫セシメ　家屋道路ノ別ナク侵入シ不潔ナラシメ　病菌繁殖力ヲ容易ナラシムルノ機會ヲ與ヘタルニ至レリ

本村ノ如キハ　特ニ病毒傳播ノ惧ナキヲ期シ難ク罷条　此際篤ニ予防摂生上充分ノ注意ヲ払ハザルモノナラズンバ　如何ナル不幸惨状ヲ生スル哉測リガタクニ付キ　各自不摂生ノ為メ右等ノ病因ヲ誘致セサル様御訓示措置相成度　為念豫テ此段及御通達候也

明治四十三年六月十八日

下屋久村長代理

助役　谷山幸次郎　印

中間世話人　殿

(二) 明治四三年一〇月「中間文書」

庶第二二一号

明治四十三年十月十日　下屋久村役場　印

中間衛生組合

豫防委員　御中

通牒

本村ハ客年十一月　栗生ニ腸窒扶斯発生シ　本年三月ニ終息シタルニ　亦モ原ニ流行シ傳染病院ノ開設ノ不幸ニ逢ヒ　村ノ損害惨憺寒心候也　今更縲言ヲ喋々スルノ余地ナシ

茲ニ公衆衛生個人衛生自衛ノ方法ヲ講ジ　豫防撲滅ノ策ヲ研究セント欲ス　因ニ傳染ノ開口ハ三種ニ区別スルヲ得ベク　一ヲ皮膚二ヲ呼吸器三ヲ消化器トス　而シテ本病タルヤ　黴菌性病毒ガ人ノ口腸中ニ侵入スル時発起スルモノナル故　之ヲ防グニ　其方法ヲ得ハ　敢テ難キニアラスト信ズ（以下省略）

（以下、個人衛生法、公衆衛生法、消化器伝染病の原因経路、その対策、予防消毒法講究の必要について述べられ、予防と摂生の具体策が二四項目あげられている）

さて「中間文書」（一）によると、楠川の腸チフス事件より約一年前に、「楠川には腸窒扶斯、ジフテリア既に侵入」していることになります。さらに、この年（明治四三年）が「霖雨　近年稀有の豪雨連日継続し河水を氾濫せしめ家屋道路の別なく侵入し不潔ならしめ病菌繁殖力を容易ならしむるの機会」となっているので、どの村落でも発生の可能性があることが指摘されています。なお霖雨とは、「ながあめ」のことです。

そして、「中間文書」（二）では、明治四二年一一月に栗生で発生した腸チフスは四三年三月に終息し、同年一〇月前後に原で発生したとなっています。そのような状況のもとで、病原菌の侵入経路、その予防方法を事細かに説明する文書が残っています。ここでも、「衛生」の実務の最前線は、衛生組合および予防委員などとなっています。

この「中間文書」から、点々と記載された「腸チフス」は、屋久島全島の問題としてあったのではないのだろうか。とくに、明治四三年の気候状況が影響していることがうかがわれます。また、風聞とされた宮之浦と栗生の腸チフスの間には、関連があったものと考えられます。さらに、「楠川には腸窒扶斯、ジフテリア既に侵入」とあるように、前年の小規模な流行が対応の教訓になっていたとも考えられます。

明治四三年前後の状況を考えると、下屋久村生まれの医師の項で述べた、岡元太助、山崎三之丞医師の死亡が四三年、四四年であったのは偶然ではなかったのではないのだろうか、という思いが筆者にはあります。すなわち、全島的な「流行病」への対応に明け暮れ、本人も罹患したのかもしれない、との思いです。

以後も腸チフスに関する文書・資料として、昭和二年七月に腸チブス保菌者の件、同八月に栗生で腸チブス患者一名の発生とあり、単発での発生と考えられる記述が残っています。

四　「流行病」関連資料

「腸チフス」ほどの具体的記録はありませんが、当時の「流行病」関連の資料に目を通しておきます。

宮之浦、楠川も、一般住宅を「仮病舎」としたとありますが、栗生では明治期には「避病舎」があり、次の記録でわかるように、中間との共有施設であったようです。

（一）避病舎の件

避病舎屋根ヲ茅葺ニ仕直スベク候ニ付
毎戸茅五尺〆弐束小縄拾五尋宛来ル三月五日迄ニ
当避病舎迄御取揃へ相成候様致度此段及御照会候也

栗生世話人

明治廿九年二月廿八日

中間世話人　御中

（二）痘瘡（天然痘）対策

「流行病」のなかで、予防対策が最も徹底し制度的にも確立しているのは、「痘瘡（天然痘）」です。まず、「種痘」対象者の確認、そして「種痘」が「善感」したのかの報告が義務づけられていました。この報告は明治三八年度分ですが、他年度の報告も残されています。また、『小学校沿革史』にも記録があります。

①庶第二三號――種痘接種者氏名ノ通知

本年春季種痘接種者人名及期日別紙之通リ相定メ候条

其期ニ際シ不都合無之様御注意相サレ度　此段御通牒ニ及候也

明治三十八年三月廿七日

下屋久村役場　印

中間衛生組合御中

別紙として

弐拾八年春季種痘接種者予定人員表

父兄住所氏名　接種者氏名　生年月日

（以下一〇名が記載されている）

②春季種痘接種ニ係ル感否調査別表左ノ通リニ

有之候ニ付左表御報告候也

明治参拾八年五月

中間衛生組合　印

下屋久村役場御中

左表

三月二七日接種

一、岩川△△　善感

一、岩川△△　善感　　以上二名

（三）赤痢に関して

明治三五年の新聞記事による尾之間・原・麦生の「伝染病」は、「赤痢」と推測されます。しかし、「村落誌」などでは、明治・大正期の流行の記録はありません。明治三九年は鹿児島県下に大流行したようで、県から下屋久村に警戒を促す文書送られ、さらに、その文書が中間衛生組合に、次のように届いています。

赤痢

庶第二六一号

本年ノ赤痢病患者ハ　初発以来既ニ八拾六名ノ多キニ上リ

尚續発ノ状況有之候趣ヲ以テ　此際之レガ豫防警戒ヲ充分ニシ

恐ルベキ災禍ヲ未発ニ防グ様ニ勤ムベキ旨　其筋ヨリ申来

亥条組合一般へ漏ナク豫防法御督励相成度

参考ノ為別紙患者調表相添　此段及御通牒候也
下屋久村役場　印
明治三十九年七月十九日
中間衛生組合御中

現在の患者総数が八六名で、増加の傾向にあるので、予防措置をとるようにとの連絡です。鹿児島県の赤痢患者調表が付表として添付されており、それによると真性八六名、疑似一三名の計九九名で、うち死亡者一〇名となっています。

このような資料とは別に、明治三八年前後に、予防法や消毒法についての衛生関係の通達が多く保存されています。のちに述べる衛生組合の項で、その資料をみます。

(四)「トラホーム」治療料についての通知

そのほか、「トラホーム」治療料の減額が県医師会で決定した通知が残されており、明治四三年頃には、一定の規則ができていたことがうかがわれます。

・庶第三号
本縣醫師會ニ於イテ　「トラホーム」治療料ニ付　左記之通軽減スルコトニ決議シ　同會長

ヨリ申請ニ對シ　知事ノ認可ニ接シ候旨申来候条　可然御承諾治療督励方御尽瘁相成度　此段御通牒ニ及候也

明治四十三年一月十一日

下屋久村役場　印

中間世話人　御中

(五)「ジフテリア血清」大至急依頼文

北里柴三郎が明治二七年にジフテリア患者の血清療法に成功して以来、ジフテリア血清による治療が行われています。「大至急」になっていますので、中間に患者が発生したと考えられます。当時の中間には、山崎三之丞医師が「代診」でいたことになっていますので、その対応をしたのでしょうか。

・大至急

「ジフテリア」血清第二号購求ノ御依頼ノ件　了解致シ候ニテ

薬品代五個ニ對スル代金五円　書留料十銭　為替料三銭　〆テ五円一三銭ヲ

至急御送金ノ事大至急ヲ要ス　□□□

明治四十三年三月七日

永田亀治

有馬平兵衛殿

ジフテリア（実扶垤里亜）については、大正三年に楠川で単発の発生があったことが、次のように新聞報道されています。

○大正三年七月二十一日　鹿児島新聞

上屋久近況▲去月二十七日當村楠川△△渡辺△△（七つ）は　実扶垤里亜を発生し翌二十八日死亡せり　屋久島分署及役場、衛生組合は直ちに厳重なる消毒を行ひ又楠川尋常小學校にては生徒全般の健康診断をなせり　其後発生の模様なし猶當局者は毎月一五日の臨時清潔方を確実に励行しつつあり

また、昭和二年に口永良部で「ジフテリアが発生」とだけ記録されています（川越、一九九〇）。

五　衛生警察と衛生組合

さて、本章のはじめに述べたように、「流行病」に対して、当時の医療は有効な手段を持ちませ

んでした。「腸チフス事件」の例でもわかるように、行政としては「衛生警察」、地域としては「衛生組合」が対応の前線でした。

（一）衛生警察――『鹿児島県警察史』（昭和四七年）

「流行病」は、警察の取り締まりの対象でした。腸チフス事件にみるように、初発から終息まで、警察の管轄となります。そこには、次のような法的根拠があったのです。『鹿児島県警察史』（昭和四七年）「第五節　衛生警察」の項から、その要点を抜粋しておきます。

○衛生警察の沿革―明治三一年警察部衛生課となった。昭和一七年まで続く。
○衛生警察の重点―・伝染病に関する防疫警察　・診療を取り締まる医療警察
・飲食物関係の保健警察

●伝染病の取り締まり
急性伝染病関係
明治八年「医師が、伝染病患者を診察したときは、届け出をすること」を定めた。
明治九年「天然痘豫防規則」が制定された。
明治一三年　六伝染病（コレラ、腸チフス、赤痢、ジフテリア、発疹チフス、痘瘡）に対する「傳染病豫防規則」を公布した。「診察した医師は、二十四時間以内に区長または戸長などに通知し、必要と認めるときは、伝染病院等に、収容することができる」と規定されました。

明治二十八年訓令第一号、「傳染病ニ罹リタル赤貧者救助内規」を内示し、貧困者に対して、薬代（一日六銭以内）、往診料、看病人費、患者食費（一日五銭）、患者運搬費、消毒薬費などを、地方税をもって支弁することとした。

防疫経費は、「傳染病豫防費負償規則」を制定し、市町村費と、県費補助によることを規定した。

明治二十八年四月訓令第四十六号で、「市町村立避病舎設置規程」を定め、県令第四十七号で、「傳染病豫防消毒取締規則」を制定した。

明治二十八年県令四十八号で、「衛生組合規則」を制定。

これによると、各市村は衛生組合を組織して、伝染病の予防活動に当らせる。組合は、年間を通じて清潔を中心とする作業を行い、流行時には消毒をはじめ、患家の交通しゃ断までおこなうこととなっていた。

明治三〇年法律第三十六号をもって、わが国の防疫史上画期的な法制といわれた、「傳染病豫防法」が公布された。明治十三年制定の「傳染病豫防規則」で定められた六病に、猩紅熱とペストが加えられて八病（後に、流行性脳脊髄膜炎とパラチフスが加えられ、大正十五年現在では十病となる）となり、それに、この法律が適用されることになった。

明治四十二年法律第三十五号、「種痘法」制定。

第一期種痘（出生から翌年六月に至る間）、第二期種痘（数え年十歳時）に定め、「種痘を受けさせる義務」を厳格に規定した。種痘の実施、結果の確認、戸籍簿への登載など、細部が規定された。

●医事・薬事の取り締まり

医師の取り締まり
明治九年に、内務省達をもって、「医師試験ノ件」が達せられ、次いで、同十二年の布告で「醫師試験規則」が制定された。これらによって、従来開業していた者は、いわゆる限地開業を認められ、新規開業には試験制度が設けられた。
本県では、明治十四年四月に、「醫師産婆取締規則」が制定され、その中で、無免許診療が禁止された。
明治三十九年法律第四十七号、「医師法」制定。

●警察医の設置

明治四十三年勅令「道府縣警察醫及警察醫員ニ関スル件」が公布。

本県では、明治四十四年、県訓令第三十号で、「警察醫職務規程」を制定した。

医師の届け出義務、防疫費用の負担、衛生組合の設置、伝染病予防法の経緯などが記載されています。衛生警察の法的根拠とその流れが追えます。

(二)村落の対応と衛生組合

前述のように明治二八年に、県令で「衛生組合規則」が制定されています。「中間村落誌」では、同年「衛生組合頭取」の役職が明記されていますが、世話人兼務となっています。その後、衛生組合長・副組合長の役職の独立の時代もありますが、世話人や役員が兼務する時代もあり、その要因に村落経済が影響していることは、のちにわかります。

腸チフス事件の項でも、「宮之浦全部の大消毒大清潔を施行」、「戸毎の清潔、消毒を行い」、「消毒と『清潔方法』を実施」などの言葉が出てきています。その内容とは、どのようなものであったのでしょうか。

明治三〇年に「伝染病予防法」が公布された次の年に、左記のような県令が中間村には届いています。……は省略してあります。

●明治三十一年県令第三一号　抜書

第三条消毒法ハ明治三十年内務省第十三号ニ基　左ノ順序ニ依リ施行スベシ但伝染病予防法第五条ノ場合及流行後ニ施行スル時　患者アリタル部落ハ厠圊糞池……消毒法方ヲ施行シタル後清潔方法ヲ施行セシムルコト

明治三八年の県令では、「消毒法」、「清潔法」について、次のように具体的な手順等が指示されています。さらに、明治四三年の村役場から中間衛生組合への「春季清潔法」施行の文書が残されています。

●明治三十八年訓令第二八号抜書

一　傳染病患者発生部落ハ　特ニ厠圊糞池塵溜下水炊事場井側井流　其他必要ノ個所ハ　消毒法方ヲ施行シタル後　清潔方法ヲ施行セシムルコト

二　前項傳染病患者発生部落中　現ニ流行シ又ハ流行ノ虞アル部落ハ　尚家屋内　杜戸棚及畳其他必要ノ部分ハ　石炭酸ヲ以テ拭浄セシメ　且清潔法施行ノ際着用セシ衣服ハ　六時間以上日光ニ曝サシムルコト

三　床下汚物汚泥ヲ取除キ　石灰末若クハ乾燥シタル土砂ヲ散布スルコト

四　住居ハ窓ヲ残ラズ開放シ　日光ノ射入空気流通ヲ善シ　乾燥セシムルコト

五　井戸ノ浚渫ヲナサシメ　汚濁水ヲ除キ　巳ニ臭気ナク又不快気味ナキニ至リテ　飲用ニ供セシムルコト

六　飲食器具ハ煮沸セシムルコト

七　善良ノ飲料水ナキ何所ハ　当分煮沸又ハ濾過シタルモノヲ用ヒセシムルコト

八　日光ヲ遮ル樹木ノ枝葉ハ　ナルベク伐採セシメムコト

●庶第二〇号
本年春季清潔法施行日限　別紙ノ通リ相定メラレ候条
期日迄ニハ必ズ施行セシメ　遺憾ナキ様注意御配慮相成度
此段及御通達候也
明治四十三年四月五日
　　　　　　　　　　　　下屋久村役場　印
中間衛生組合　御中

消毒法に使う薬品は、「石炭酸」や「石灰末」で、あとは日光や煮沸による消毒法が例示されています。「清潔法」とは、村落や自宅の大掃除的なものであったようです。

前述の栗生、原の「腸チフス」を伝える鹿第二二号（明治四三年一〇月）では、個人衛生法、公衆衛生法について、消化器伝染病の原因経路、その対策、予防消毒法講究の必要、予防、摂生などについて、二四項目の予防方法が記述されています。おそらく、住民の衛生教育にも使ったのかも知れません。

「楠川の腸チフス事件」で述べられたような防疫経費は、『鹿児島県警察史』では、市町村費と県費補助があったことになっています。原則として「下屋久村」が負担したのでしょうが、「原文書」では、衛生関係の支出が記載されています。

「原文書」衛生費負担（明治四〇年一月）

（1）支出之部

一金　一円八〇銭　衛生事務用支出

一金　三円　　　　消毒薬品買上代

第五章　中間村の医師雇用の歴史と医療・衛生への取り組み

ここまで、明治二〇年頃からの「中間文書」、明治二七年以降の「中間決議録」をもとに、多くのことを「物語」ってきましたが、ここからは、中間村の医療・衛生への取り組みの推移を追うことにします。

中間村は、栗生村とはおおよそ現在の距離で二km、湯泊村からはおおよそ四kmの位置にあります。もともとは、栗生村から分村した村で、親村から分村した小村（ナカマ）の別称とする村の由来が記載されています。明治三〇年の人口は、

表5－1　中間村の雇医と周辺村落の医師

年代	栗生	中間	湯泊・小島
明治 10年代	13年教員川村精輔 15年川村精輔開業 17年:従来開業免許	（中間決議録簿・中間文書）	
明治 20年代	↓ 川村	27～30年頃まで 雇医：竹内實慶	
明治 30年代	↓ 川村 ↓	以後 川村精輔 38年頃から 雇医：佐々木武志	小島　竹内實慶 30年現地開業 平内・小島・尾之間 湯泊 佐々木武志 38年試験及第　↓
明治 40年代 ～ 大正期	川村：転出 42年：川畑 43年：今給黎医師 大8年：本田 大13年：堀之内 大14年：牛島	43年頃まで佐々木 43年山崎三之丞代診（契約書あり） 大13年　堀之内雇医	↓　↓ 43年開業　竹内 佐々木
昭和 ～ 20年代	3年：中村代診 14年：永浜代診 ↓ 昭和23年まで	2年　雇医：川畑医師 6，9，10，11年　雇医：佐々木 17年　堀之内・永浜代診雇入契約書 中間～麦生区長との間で契約。 （22年雇医：永浜氏）	↓　↓ 佐々木　竹内 13年廃院 16年没　（無医村） （無医村） （12～18年：下屋久村診療所、尾之間に開設。初代隆、堀之内医師）

栗生一一八四名、中間二九六名、湯泊二二四名となっています。そして、先述した明治二〇年の屋久島略記にみられるような地形・産業状況でした。

「決議録」は、明治・大正・昭和とほぼ完全な形で残され、そのほかの文書は「中間文書」として残っています。「医籍」では、中間村には医師の定住は確認できていません。しかし、「決議録」や「中間文書」では、多数の「雇医」があったことが明記されています。

表5—1は、中間村を中心として、栗生村、湯泊・小島村の「医師」の状況を、明治から戦前まで一覧表としてあります。中間村に開業した医師は、竹内實慶、佐々木武志の二人で、数年間開業したことが「決議録」から確認されます。しかし、大部分の期間は、栗生の医師と湯泊の佐々木医師との雇医の関係で、村落の医療を守ってきたことになります。

まず、明治期に中間村は、どのようにして「医療」を守ろうとしたのかを「決議録」を中心にみていきます。

第一節　明治期の「雇医」と村落経済

「決議録」は、明治二七年一月九日から記録が開始され、原本の表紙と書き出しは次のようになっています。なお鯱は飛魚のことです。

明治廿七年度一月九日　起
協議決議録簿
下屋久村中間
世話人　　岩川歡祐　印
初
一　汽船事件　壱株世話人岩川歡祐名義ヲ以テ組合ニ加入様決セリ
一　醫師雇入レノ事件　竹ノ内実慶氏ヲ雇入レル様議決ス
一　医師報酬之儀ハ　年俸ニテ金弐拾円　鰹ニ人前航目手五人前ト決定ス
但鰹航壱艘舟ヨリ壱人前宛ニシテ如何
一　薪ハ　人民ヨリ壱負宛年報スル様決定ス
（以下省略）
以上廿七年一月五日総人民会ニテ確定ス
一　医師薪木ノ件　雑木三負宛　松薪木壱負宛
都合四負トシテ其レニテ不足ヲ生ジタル時ハ
人民ニ於テ是レヲ補加候様取究候事

一月十六日決定ス

以後の引用は「村落誌」からとなり、明治二七年の役員名および明治三〇年の決議は次のようになっています。

明治二七年役員(「村落誌」)
世話人　岩川歓祐。非番世話人　岩川善五郎。会計　二名。字会員　五名。
地主総代　二名。神社総代　三名。輸出入品取扱人　三名。兵事会員　一名。
諸営業頭取人　二名。雇医　竹内実慶。

明治三〇年一月度決議し件　左に記す
一　この外　鰹壱艘に付参人前宛三艘分　即ち九人前内　四人前は医師へ
　壱人は宗教御番役へ四人は門徒人費へ当つ

一　安定した医療体制――明治二七～三五年

「決議録」は、明治二七年一月九日から起草されており、一月五日の区会(総人民会)で、竹内實慶医師の雇い入れが決議されます。「年俸ニテ金弐拾円鰹三人前銑目手五人前」と、薪木の供給を受けることになります。三〇年には、報酬としての鰹の「目手」が二人前から三人前と増額されています。

「目手（メーテ）」とは、「屋久島における漁獲物の配分方法のとりきめをいう。原文中には銘手とも書いているが、メーテと読む」と「村落誌」では説明があります。また、「村費（区費）は、カツオ船やトビウオ船のメーテ打ち出しが主であり、外には臨時的に字共有地内の樟木や下駄木の売却収入」でまかなわれたと、「村落誌」には記載されています。中間村の経済および村落運営の要は漁業であることは、すでに何回も述べてあります。

これ以前の記録は明治二五年の大火により焼失しており、竹内医師の雇入れの経緯は不明です。ただ、竹内医師の限地開業の免許下付は、明治三〇年四月（三二歳）となっています。そこで、三〇年までの時期は、栗生の川村医師の代診または医師見習いと考えます。それは、安房の岡元医師同様に、「医制」での規定からすると、川村医師の推薦を受け限地開業の資格を得る時期と考えられるからです。

さて、当時は、多くの役員で役割分担して村落の運営にあたっていたようです（明治二七年役員名簿）。そのなかの「雇医」の項に竹内医師は記載されています。よって、いわゆる開業医ではなく、医療・衛生の担当者として考えた方が良いのかも知れません。

村落の役員は、現金と「目手」で報酬が支払われることになっていたようです。ただ、この目手の仕組みは、豊漁の時は高額の配分があるものの、不漁になると配分は当然減ることになります。明治二七年（一八九四）は日清戦争が始まった年ですが、区政にはあまり影響は見られず、比較的安定していたようです。前述したように、竹内医師の限地開業地域は小島・平内・尾之間となっていますので、明治三〇年四月前後には小島へ転居したと考えます。

竹内医師が雇医の時期（二七～三〇年頃まで）から明治三五年までは、「決議録」では前出の二件のみが議題とされていますので、とくに問題なく経過していたようです。

これ以降は、「村落誌」をもとに引用しますが、「協議決議録簿」の原本には「村落誌」では抜けている記録もあり、それは筆者が追記してあります。

二　不安定な医療体制――明治三六年以降

明治三六年以降は川村医師が雇医となっていますが、その形態は竹内医師と違っていたようです。しかも時代は日露戦争前後で、次のような問題となります。なお、「衛生関係」の記録もあわせて抜粋してあります。

明治三六年一月　総会において左の通り議決す

一　医者報酬も前年の通りとす。

一　衛生組長はその年選定の世話人に兼務せしむる事。その外、副組長以下役員には、便宜組合世話人において兼任することに決議す。

一　前項村税にかかわらず当字一般に関する費用金においては、やっぱり字共有金より支出の所、これを従前方と異なり戸別に係る分は、戸別より、人別に係る分は、人別に賦課し、徴収し支弁すること。即ち、戸別とは、地租税、戸数税等の如きもの。人別とは祭典費衛生費及医師報酬に支出するこの三種の費用は人別に付加し取立支弁すること。

明治三六年一月一六日

一　従来雇医川村氏の申出により臨時総会を開求し左の件を議決す

右はこの何年前のその時より　当三五年末の今日にいたる当字人民各戸に係る従来滞納しある処の薬代金　これを決算徴収するにそのあわれむべき各戸に対し無理を感ずる義に基きこれをその総上高の如何を問わず　その各戸の状を救助の主意により　これを各舟の乗組人員より魚目手にて打出し右薬価を弁済ありたしとの申義によるに　当字共民にもこの上なきの仕合との協議の附する処に付き　その打出目手は一艘より二人前とし都合打出目手六人前宛とし　当三六年度より四カ年間打出し　なおこれ迄の総薬価金を弁済する事に議決す　委細は別紙約定書の通り

一　右衛生組合員たるは殊に重大なる責任ある者かつ其任務別性なる者なれば　これを世話人より兼務とあるは　とても行成り兼ね申すべき義　是非ともそれ他に適任なるをして

選挙ありたしと

明治三七年一月　総会

一　昨年決議の人別賦課の祭典並に衛生医師薬価弁償各費取り立てを都合に依り本年度より共有金より後期の一期を支弁する事に議決す

明治三八年度

一月　人民総会

一　衛生組長は世話人兼務とし俸給額年六円と改む。

一　副組長一名を削りその一名の俸給額を四円と改む。

二月　臨時総会

二月にいたり時局に対する経済、尚深く鑑みる事由提案の出上る所により臨時再総会を求め、左の条件につき改正を加ふることに確定す。

一　従前の衛生組合役員組長俸給年額六円を三円に減じ　副組長四円を二円に減じ、部長三円を壱円五〇銭と改め世話人以下組合役員にて兼務することと改正す。

「村落誌」の役員名簿には、竹内医師は明治二八、二九年、川村医師は明治三六年のみに記載されています。しかし、「右はこの何年前のその時より　当三五年末の今日にいたる」までとなっていますので、この空白の明治三〇年から三五年までも、川村医師は雇医であったと考えます。

まず、明治三六年一月総会では、「医師報酬は前年通り」となっていますが、具体的内容は不明です。次に、「字共有金」の賦課や徴収方法の変更がなされています。戸別と人別に徴収されるようになっているのは、背景に村落経済のひっ迫があるのでしょう。

そして、川村医師の申し出により臨時総会が開催されます。これまでの薬価の滞納を各戸別に徴収するのは無理なので、総薬価の如何を問わず、「魚目手」として舟ごとに徴収して「弁済」してはどうか、との川村医師の提案がなされています。そして、四年間に分けて「これ迄の総薬価金を弁済する事に議決」されています。前述の川村・梅田文書から一六年経過していますが、「旧慣」は変わってないように思われます。

明治三七年一月には、「人別賦課の祭典並に衛生医師薬価弁償各費」を、「字共有金」から補助することに変更されます。さらに、明治三八年総会、臨時総会では衛生組長の兼務や、報酬の減額が提案されています。「時局」とは日露戦争のことであり、「経済」が困窮してくることになります。

さて、三八年は佐々木武志医師が試験及第した年であり、総合的に勘案すると、佐々木医師は三八年頃には中間村の「雇医」となっていたと推測されます。しかし、「決議録」には、四一年度までは記載はみられません。

三　転換期としての明治四三年頃

明治四一年一月　総会決議

一　佐々木医師へ謝礼金進上の件

本案には金拾円を謝礼する事

明治四一年三月六日　臨時総会

一　雇医として相談方の件

本案川村医師に付相談なす事とし左の俸給を以て乞う

鰹三人前飛魚八人前　即ち各船より一人前宛打出す事

若し川村氏に於いて応得ざるとせば同断佐々木氏に付相談する事を決議す

明治四二年一月五日　総会

一　雇医報酬の内　飛魚壱人前宛を直接医師渡しには成さず此れが便宜を講じては如何　医師報酬飛魚の打出しは各網にて仕末し　其の総高の三分の一を塩代として引去り残部三分の二を当人へ修る事に決す

栗生と中間は、避病院の建設や尋常小学校の運営など、密接な関係が成り立っていました。医療においても同様であり、常駐医がいない場合は栗生の医師との関係で成り立っていたと思われます。ただ、第三章で述べましたように、明治末期から大正年間になると、栗生村自体も医師雇用の問題を抱えることになっています。

明治四一年から明治四三年頃は、川村医師の阿多村への転居、佐々木氏は湯泊での開業という時期であったと思います。そのことが、川村、佐々木氏のいずれかの、ということになったのだと思います。明治四二、三年ごろが、この地域の医療状況が大きく変化する時期ですが、「決議録」、「村落誌」だけでは明らかにできません。それは、「決議録」が明治四二年で中断するからです。そこで、「医籍」、「中間文書」を加えて、この間の状況を推測することになります。

明治四二年には、栗生に川畑喜之助医師がいたことが「医籍」で確認できます。おそらく川村医師と川畑医師は、何らかの関係があると推測され、後任として川畑医師が赴任したと考えます。

一方、「中間文書」の「明治四三年度　歳入台帳」をたどると、次のようになります。

三月二六日　　一金　五円
　　　　　　　但し四二年一一月分医師武志方へ給料として支出
四月二日　　　金　二円一二銭五厘
　　　　　　　但し武志医師解任に付き　送別会費として岩川△△渡
八月二八日　　一金　八十五銭

但し医師雇入に付き栗生出張費岩川歓祐外一名分として岩川△△渡し
一金　三円八〇銭
但し医師借家料として日高△△△渡し
八月二九日

この台帳から、佐々木医師は明治四三年三月まで中間に在住し、以後、湯泊に転居したと推測されます。同時に、川村医師も阿多村への転居を決めており、後任の医師の件について栗生村と中間村は話し合うことになります。この時の医師雇入れとは、栗生の「今給黎医師」と中間の代診山崎三之丞医師となります（第三章）。

また、佐々木医師の一一月分の給料は五円ですので、年俸としては六〇円と推測され、それに鰹三人前、飛魚八人前も年俸として加わっていたと思います。

ただし、明治四三年以降「決議録」は欠落し、「中間文書」にも大正一二年までの間、手がかりとなる資料は見当たりません。この間も、中間村の医療は、栗生村の雇医と湯泊で開業した佐々木医師との関係で成り立っていたことに間違いありません。

これらの資料をつなぎ合わせると、中間村の明治期の「雇医」は、竹内實慶（常駐医、明治三〇年まで）、川村精輔（非常勤医、明治三八年頃まで）、佐々木武志（常駐医、明治四三年頃まで）、その後は、栗生からの非常勤医で、川畑（明治四二年）、今給黎（明治四三年）と推測しています。

おそらく、常勤医は村落の役員であり、基本的には診療費は村落の公費（字共有金）から支出されていたものと考えます。それが年俸であり、物納（鰹、飛魚、薪など）でした。しかし、非常勤医は、あとにみるように、往診形態をとっているので、それぞれについての詳細な契約が必要となってきます。すなわち、往診をどうするか、往診料をどうするか、薬価はどうするか、ということになります。

第二節 「雇医」の頻繁な交代――大正から昭和初期

川村医師引き揚げ後、栗生村は大正から昭和初期まで、嘱託医として、川畑、今給黎、本田、陳、斎藤、牛島、堀之内の各氏を雇入れたと『山崎時造覚え書き』にあります。この覚書は、川畑、今給黎、本田、牛島、堀之内医師などが「医籍」や「中間文書」で確認できたことにより信頼性は高いと考えますが、勤務期間などは記載されていません。

一 大正期の村落経営

明治四三年から大正末期までの中間村の状況を、「村落誌」は次のように記載しています。

決議録は、村人の民主的方法によって決められた区政を施行する上での規範・法律となるものであり、文書中特に重要なものである。しかし、明治四二年の総会で、筆生（書記）が廃止されたためか、明治四三年から大正一一年まで決議録が欠けている。

この期間は歴史的に、カツオ漁に村の経済を依存してきた村にとって、カツオ船の動力化、カツオ漁の不漁や廃止など、最も村の経済変動が激しい時代であっただけに当時の区政を知ることができないことは誠に残念なことである。

この間の大きな変化は、漁業とくにカツオ漁の衰退による村落経済の困窮化です。そのために、次のように農林業への転換に向かいますが、すぐには達成できないことは明らかです。

大正九年（一九二〇）長年係争中であった屋久島山林の帰属が、裁判により決定し国有林となったが、国は「行政訴訟解決ノ当時、種々ナル運動起リ島民ノ無知ニ乗ジ、甘言ヲ以テ、之ヲ迷ハシタル為メ、島民中、架空ノ望ヲ懐キ万一ノ僥倖ヲ得ントスルモノアルカ如キ形勢ナリ」として、国の方針を示すため、大正壱〇年五月『屋久島国有林経営大綱』（俗に屋久島憲法という）を示し、屋久島の森林経営に積極的に乗り出すとともに、七千町歩の委託林の設定、沿岸道路（現県道）の建設など、島民救済の策を講ずることにした。

このことは、中間村の区政にも影響を与え、村の新たな役員として委託林総代、委託林看守人が選定され、これまで不便をかこっていた自家用薪炭林の無償払い下げも実施されることになった。

（中略）

また、委託林内開墾適地を借地し、各戸共動力をもって水田開拓に従事し、成功の上は、戸均等に分割配当耕作するとの決議をなし、従来カツオ・トビウオ漁に全面的に依存してきた村の経済を農業（米・黒糖・サツマイモ）や林業（木炭）に活路を見出すべく、区政を展開していくことになる。

大正九年以降、「委託林」の設定、「委託林内開墾適地」を「各戸共動力」で耕作し、「戸均等に分割配当」して、「農業（米・黒糖・サツマイモ）や林業（木炭）」に転換していく道筋が示されています。また、大正一二年から「沿岸林道」の建設が開始され、昭和五年に完成することになります。

二　村落経済と医師雇用の問題

このような産業基盤の歴史的な変化のなかで、再開された大正一三年の「決議録」の第一号議案は「雇医に関する件」でした。

大正一三年　定期総会
第一号議案　雇医に関する件
堀之内雇医をして十三年度中に継続し然る可き哉審議を求む
決議　目下経済困難の為現報酬に応じ得ず　左に改め相談に訴ふる事
一　現報酬二百四十円を百二十円に減給する事
二　前契約の普通日程巡回を廃止し患者発生の必要場合往診に願ふ事
三　薬価は日々投薬を現金にて支払し　万止むを得なき患者に限り本人が医師に相談上によって支払を定めたき事
以上条件に応ぜざるとせば解約する事
昭和二年一月二八日　区会
一　今回京都府における震災に対し義援金募集に関する件
決議　戸毎募集を廃し部落共有金より四円を義援申込事に決す
二　栗生区に於て雇医を為すに当り中間区も相当加入雇入れの希望如何の照会に対する件
決議　栗生の注文に希望を表し加入　報酬年二百円位の判断にて交渉したまうべく事に相決する事　なお区一般意向確定は後日部会会合にて徴収する事に決す
昭和二年五月三日　区会
一　川畑雇医より報酬前借に関する件

決議　原案相談に応じ割当分貸出す事にす

昭和二年一二月八日　区会

一　雇医川畑氏雇解約請求申受けに関する件

決議　川畑氏か佐々木氏か何れかに相談し中間出張所の設置を受け適当なる薬局員を駐在したまうべく御願し　都合返事済みの上区民の同意を得るべきものとする

第三章の栗生村の「明治末期から大正期——不安定な医師の雇用状況」（一五六ページ）で述べましたように、栗生の医師は、大正八年は本田金雄（「医籍」）、大正一三年は堀之内医師（「決議録」）、大正一四年は牛島医師（「医籍」）、昭和二年は川畑医師（「決議録」）と、移動が目まぐるしかったようです。なお、「決議録」での、堀之内医師は堀之内清吉、川畑医師は川畑喜之助（「明治四二年医籍」では栗生）と推測しています。

同時に、「決議録」の欠落する約一五年のあいだに、医師報酬がすべて「現金」となっていることがわかります。年俸二〇円（明治二七年）、年俸六〇円（明治四三年）の時は、同時に物納（鰹、飛魚の目手）の併用となっていました。それが、大正一三年以降は、現年俸二四〇円（月俸とすると二〇円）となり、物納は併用されないことになります。おそらく漁業の衰退により、そのようになったものと考えます。

さて、「目下経済困難の為現報酬には応じ得ず」、「現年俸二四〇円を一二〇円へ減給」し、「患者発生時のみ往診し、薬価は現金払い」の条件で交渉する事になりましたが、「決議録」ではその結果は不明です。また、「薬価は日々投薬を現金にて支払」うことになっていますので、住民の側の負担も大きくなったのではないでしょうか。なお、『県医会史』によると、大正七年頃は、初診料二〇銭以上、往診料毎回二〇銭以上、立会診察料毎回一円以上、診断書料二〇銭以上（貧困者は無料）とあります。大正一四年の中間区長の年俸は五〇円でした。

昭和二年一月には「栗生区の雇医に年俸二百円位で交渉」し、一一月には「雇医川畑氏雇解約請求申受け」、「中間出張所」を設置し薬局員を置くことを医師に相談することになります。いずれにしても、住民側は医師報酬の減額を求め医師との交渉を進めますが、このような状況でも震災に対する義援金を村落として支出しています。

三　佐々木武志医師との雇医契約の時代――昭和二～一六年

昭和二年末の区会から、雇医として佐々木医師の名前があがるようになります。昭和三年から昭和一三年までの「決議録」にも、同医師との契約のやりとりが多く出てきます。そうすると、栗生には医師はいなかったことになるのだろうか。

その間の事情を説明するのが、次の「中村代診医」につながってくることになります。

昭和三年一月　区会
一　佐々木医雇入方再議の件
決議　自由往診を受くるとき　中村代診医との関係を得たる上　ともに往診料診察料衛生
　　料に当てる年俸二百円を以て省略契約する事と定め　一般区民の承諾を得て確定す
　　る事に決す

佐々木医師を雇医として、年俸二〇〇円(往診料、診察料、衛生料を含む)契約が成り立っています。おそらく、佐々木医師の「栗生分院」に「中村代診医」が勤務し、佐々木医師は栗生、中間を含め、自由往診を行っていたと考えられます。なお、「中村代診医」の姓名は記載されていますが、「医籍」での確認はできませんでした。詳細は不明であり、この文章に記録があるのみで、昭和一三年頃までは勤務していた可能性があります。

(二)　村落と医師の契約書

しかし時は、昭和二年金融恐慌、昭和四年世界恐慌、昭和六年満州事変勃発という時代です。昭和五年の決議録には、両者が契約に至る経過が住民に説明され、契約書が交わされています。基本的には年報酬額をどのようにするかという問題で、大正一三年以前は二四〇円、昭和二年には二〇〇円、そして五年には一二〇円と、減額が続くことになります。

昭和五年一月――第四号議案　佐々木雇医継続如何に関する件
決議　時局に鑑み当区経済のやむなき所以より　現在支給額二百円を半減位に節し継続契約を嘆願したまう事を区会に一任し決定する事に決す

昭和五年三月一五日　区会
本年一月定期総会第4号議案決議に基く佐々木雇医継続に関する再議の件
理自将来の継続を相談するも其報酬分を半減し年百円手当を以ての交渉をなしたが本年は新道も開通したる以上　より以上回診し充分の便利を與ふ可くあるに　報酬半減は解約の手段との意味にうんぬんとあるも　更に交渉を致し結果了解し一百円を百二十円とし往診料初回を無料とし次回より正当往診料を支払するか又は初回より往診ごとに車馬賃実費を支払するか何れかにして継続する事如何の事
決議　継続は必要とある故原案年手当百弐拾円に往診毎に車馬賃往復実費を往診患者より支払する事とし継続契約を実行したまう事　而して来る方限会に於いて各戸に同意を得る事に決す

契約書
雇医に関し両者契約を締結する事左の如し

一　医師佐々木武志を甲とし中間区民を乙と定む
一　甲は乙より雇医の嘱託を受け報酬として壱ヶ年金百弐拾円の支給を受く可きものとす
一　甲は乙より患者発生したる場合は昼夜の別なく直ちに往診をなすものとす
一　甲は乙に往診をなしたる時其の往診料として車馬賃の実費額を収入するも診察料は全く要せさるものとする
一　薬価は郡医会の定むる標準に依るものとす
一　乙は甲より投薬せられたる薬価は可及的現金を以て支払いするものとす
但し患者の都合に依り現金支払の出来さる場合甲に於いて乙に対し親族の引受保証人の要求をなしたる時は其の保証をなすものとす
一　乙は区より治療費として借り入れたる金は他方面には使用せず甲の薬価に充てる可きものとす
一　甲は乙に対し栗生出張所中村△△△氏をして往診投薬に関しては前項の通りとす
一　本契約の期間は昭和五年月日より昭和六年月日迄満壱ヶ年間とす
右契約事項を尊守せん為め同案二通を作製し各一通づつ所持するものとす
昭和五年　　月　　日
下屋久村湯泊

下屋久村中間区民代表
区長　日高　秀雄

これまでの二〇〇円の年報を一〇〇円としてほしいとする住民の要望に、年俸一二〇円で応じた佐々木医師の立場が表明されています。昭和五年には沿岸林道が完成し交通の便はかなり良くなっているので、回診（往診）を増やし住民の利便性を計るべきであるとしています。

そして、一年単位の契約書で、昼夜の別なく往診すること、往診の車馬賃は実費で診察料は無料とすること、薬価は郡医師会の規定に沿って現金支払いとする、などの取り決めが成立しています。その後も、この契約書がもとになっているようで、住民側の要望と佐々木医師の回答についての議論が記録されています。

「佐々木雇医継続方如何に関する件」との議題が、年々あがるようになります。

昭和六年一月五日の定期戸主総会

決議　現行の契約中甲をして乙へ定期の巡回診察を毎月三回とし臨時往診は何時にても応ず可事に交渉する

尚又乙が臨時往診を得たる場合の当日に他に診察を受けたる患者は一人に付き二十銭ずつを往診患家に支払当往診の車馬賃に充つるものとする

昭和六年二月一〇日
去る二月二日同医雇継続契約締結の為日高英雄　有馬豊彦二人して佐々木医院に出頭相談の結果年報酬は壱百弐拾円定期往診毎月参回に承諾せしも往診実費を参円に見積もり居られる様子なりしかば　かくては戸主総会の希望たる自動車実費は八拾銭と多大の差異有ることに付　一応区会乃至区民の意嚮に問いて再度出頭すべく話しをまとめて帰宅したるに付区会の審議を求むるものなり
審議の結果実費を自動車賃及食費と共に合して壱円五拾銭として更に交渉継続契約締結する事にして往診の場合宿屋は同医と区長との間に於いて決定するものとす
栗生分院中村△△△氏往診実費は五拾銭とす

基本的には、年俸は一二〇円で変わりませんが、定期往診の回数や車馬賃の見積もりなどの条件が変化していきます。その度ごとに住民代表は佐々木医師と話し合い、住民に報告することになります。なお、日高英雄氏は昭和二から五年、有馬豊彦氏は昭和六から一五年の区長です。

(二) 区民の総意――医師の継続雇用

昭和七年も、一月定期戸主総会、二月区会、三月臨時戸主総会と、「佐々木雇医継続方如何に関する件」が議題となります。

昭和七年一月三日　区会
第一号議案　佐々木雇医出張の折立寄の場所たる山崎袈助氏方の謝礼の件
決議　お茶代として金五円を封入謝礼すること
昭和七年一月五日　定期戸主総会
第二号議案　佐々木雇医継続如何に関すること
　決議　昭和六年における契約書の如く継続方を交渉し同医において報酬に付要求ありたる
　　場合は其の解決を区会に一任することに決す
昭和七年二月二九日　区会
第一号　佐々木武志医師雇継続に関し去る弐月十日佐々木医院に有馬豊彦出頭し　昭和六年度契約通りに相談せし処　かくては同医師の曰くに　無理なるに付き年報酬を弐百円として其の契約は昭和六年通りとするか　若しくは年報酬を現在の如く百弐拾円として往診料一里一円五拾銭宛徴収することにするか　又は臨時定期の問いなく年俸を弐百五拾円として　昼夜の別なく往診することにするかの内一つを区民の希望によりて契約に応ずる意志なるに付き審議を求む
決議　本案を暫時保留し世論を聞きて再度協議することに決す
昭和七年三月十四日　臨時戸主総会

第一号議案　佐々木武志医師雇継続如何に関する件

決議　佐々木医師に昭和六年度契約書の如く交渉したるに同医師は年俸を弐百円とし定期往診を二回とすれば　昭和六年度の契約の通り契約を結び得る模様なるに付年報酬を壱百八拾円として定期往診を毎月十五日三十日の二回とするか　又は年報酬を弐百円とする場合は定期往診を毎月十日二十日三十日の三回とすることに相談することにし　もし当方の相談に応ぜざる場合は同医師の要求通り弐百円年報酬定期毎月十五日三十日の二回往診として雇契約を締結することに決す

而して区会計の都合により甘藷壱百斤を徴収して財源に充つる場合は拒むことを得ざるものとする

佐々木医師の提案が示されています。それは年俸二五〇円、二〇〇円、一八〇円、一二〇円とした場合に、定期往診回数を何回にするのかということです。結論が記録されていないのは、たびたびの交渉と区民への説明に時間がかかったものと考えます。そして、医師報酬の財源を、各戸甘藷壱百斤の拠出で賄うことが決議されています。これは、甘藷の栽培が成功し、商品として売買できるまでになってきたことを意味します。

以降も毎年、「第一号議案　佐々木雇医契約存続に関する件」が話し合われています。大まかには前年通りの契約内容となりますが、住民負担の決議が増えていきます。それでも、四九対八票の圧倒的な多数（昭和一〇年）で、雇医の継続が決議されています。

昭和九年四月三十日　戸主総会

決議　雇契約を為しその財源として甘藷五俵宛を拠出しその販売集荷の方法は区役員に委任し別会計をもって収支を明らかにすることに決す

昭和十年三月三日　区会

決議　農事小組合別寄合いをなし意思表示により継続存否を問ひたる所の五十七票の内存続を可とするもの四十九票　継続を否定するもの八票なるにより継続することに決し月壱回の定期往診として手当百弐拾円をもって継続契約を交渉することにす

昭和十一年一月九日

決議　前年度通りの手当てをもって相談することにし　各戸二円五拾銭宛区費の補助をなし　各戸は現金納入か又はこれに相当する物品を提供することに決す

昭和十二年

決議　従来通り佐々木医師と雇医を継続することにし年報酬は昨年の通りとし各戸より甘藷百斤宛拠出して其の費用に充てることとす

昭和十三年一月五日　戸主総会

決議　佐々木医師を雇医に併用することにしてその報酬は従前の通りとし区民は其の費用

として各戸弐円五十銭の時価に相当する甘藷を拠出することにす

昭和一〇年は、年俸一二〇円、定期往診月一回となっています。そして、明治期の鰹や飛魚などの漁業収入から、昭和期は甘藷の拠出により医師報酬を支払っています。さらに、「各戸弐円五十銭の時価に相当する甘藷」となっていますので、多様な収入形態があったことになります。明治以降の、産業基盤の変化を物語っています。

昭和一三年を最後に、昭和二五年までは医療関係の議題は決議録にはありません。

四　医師報酬と区・区民負担の推移

ここで、大正期以降の医師報酬と、区・区民負担の概要をまとめてみます。

(一) 中間村の場合

医師年俸の推移は、大正一三年以前は二四〇円、昭和三年二〇〇円、昭和五年以降一二〇円と、減額になります。それにつれて、契約条件が、昼夜の別なく往診から定期往診月三回、二回、一回と回数が減ります。また、往診料は一里一円五〇銭で車馬賃実費、薬価は現金などと変化していきます。それは、村落経済の困窮化、すなわち住民の困窮化が原因となっているからです。

医師報酬を支払うため住民に課せられた義務は、昭和七年「甘藷壱百斤を徴収して財源に充つる」、昭和一二年「甘藷百斤宛拠出」、昭和一三年「各戸弐円五十銭の時価に相当する甘藷」の負担となっています。また、昭和五年の契約書のなかでは、薬価の現金払いが規定され、保証人の必要や「区より治療費として借り入れたる金は他方面には使用せず医師の薬価に充てる可きものとす」などと決議されているところからも、住民の困窮がうかがえます。

なお、昭和一六年一二月末現在の職業別戸数調査（中間文書）では、総戸数八五戸のうち、本業を農作業としているのは七七戸（九〇％）で、その他八戸（商業二戸、水産業、工業、公務自由業各一戸、被救護三戸）、副業として水産業八二戸、林業三八戸、園芸業一四戸となっています。この時代には、ほぼ全戸が農業をし、トビウオ漁期のみ漁業という生活に変化しています。

また、「村落誌」には、大正九年以降の出征兵士七一名、戦没者一六名の計八七名の氏名が記されています。大正一四年の人口は四四五名、昭和一六年は四四九名となっており、おおよそ五〇名程度の壮年男子が出征しているので、農林漁業の人手を考えると、これも産業の振興に影響していたと思われます。

いずれにしても、産業基盤の転換（漁業から農林業）は、「屋久島略記」からすると、かなりの困難があり、収穫も限られていたと思われます。よって、『大正一二年郷土誌』のように、出稼ぎなどに向かわざるを得なくなっているのだと思います。

なによりも、これまでの「村落」中心の経済活動が村外に開かれ、さらに「金銭」による経済活動の流入がもたらされていることも、この「協議録」の重要な側面です。しかし、それでも区民の八六%は、医師の継続的な雇用に賛成しています。

(二) 楠川村の雇医――「楠川文書」(大正弐年弐月七日)

議案決議録
雇醫奉酬ノ内　鰹前宛減ジタルニ因リ　従前ノ飛魚前拾七人前ヲ　三人前ヲ増シ弐拾人前増与スル事ニ可決ス　但本條個ニ付　当會計役ヨリ本人へ右ノ事柄相談ニ及ブ事
総会及区会決議
雇醫師ハ可決セス　左ノ範囲ニテ雇入ル事ニシ　当会計役会ヨリ嘱託ス
但年俸給ハ従前ノ契約ノ通　薬價ハ四期ニ徴シ醫師ヨリナス事
請求ハ会計ヨリナシ　應ゼザル者ハ部内会議ノ会席ヨリ責告スル

楠川村の雇医に関する唯一の資料です。この記録からは、雇医の関係は中間村とおなじと考えられます。鰹漁の不漁により、飛魚前からの収入で医師報酬を補うようになっています。また薬価は年四回に分けて徴収し、最終的には村落の会計が請求することになりますが、薬価の支払いには楠川村でも難渋していたようです。

第三節　村立診療所と国民健康保険制度

さて、昭和一四から二四年までの一〇年間は、「決議録」には医療関係の文面はみられなくなります。その背景はどのようになっていたのでしょうか。

一　昭和期の医療体制の貧困化――昭和六年頃の熊毛郡の状況

昭和六年頃の熊毛郡の「衛生」に関する資料が、『熊毛郡沿革誌』（鹿児島県熊毛支庁、昭和七年）にあります。その概要をみておきます。なお、郡制が廃止され、熊毛支庁が設置されたのは昭和元年のことです。

第六　衛生（表5―2　医療関係営業者調べ）

本郡は気候温暖にして従来伝染病の発生至って小なかりしを　近来内地との交通開かるるに伴ひ、自然に増加し、昭和四年の如き腸チブス発生し其患者九十七名にして死亡者実に二十四名を出したり。然るに近年郡民の衛生思想の向上と町村に於ける予防方法とその宜しきを得漸次減少しつつあり。
郡内開業医の数も漸次増加したりと雖も医師一人に付き二〇六六人の割合にして山村僻地の者の不便限りなし。産婆は三十四名にして稍々不便を緩和したり。

資料中の昭和四年の「腸チブス」に関する資料は、屋久島にはありません。また、「郡内開業医の数も漸次増加したり」となっていますが、表3―3での推移からみると、その見解は正しいとは言えません。それは、下屋久村ばかりではなく、たとえば『南種子町郷土誌』(昭和三五年)によると、明治二二年の開業医数六名、大正一〇年には七名であったが、昭和六年には無医村となった、と記載されています。

これらの状況の背景を、福永肇『日本病院史』(二〇一四)に沿って要約すると、次のようになります。

*明治以降、医師会は自由開業医制を死守してきた。その結果、都会での開業が増加するのに対し、農村部を中心に無医町村が存在することになった。

*昭和二年には、一二九〇九の市町村に医師がいなかった。昭和初期の

表5－2　熊毛郡の医療関係者

町村別	医師	歯科医	獣医	薬剤師	産婆	製薬者	薬種商
西之表町	11	1	4		15	9	9
中種子村	6	1	3	1	6	2	2
南種子村	1		3		5	4	4
上屋久村	3				4	1	5
下屋久村	2		2		4	1	3
計	23	2	12	1	34	17	23

＊『熊毛郡沿革誌』(昭和７年)より

農業恐慌で貧困化した農村での診療所経営は難しく、医師は都会に転出していった。

＊昭和一一年の無医町村は三二四三、昭和一四年には全市町の三分の一にあたる三六〇〇強であった。

＊大正から昭和初期に至る一連の経済恐慌によって都市・農村ともに窮乏化していく。

これまで述べてきたように、各村落の経済状況や医師の配置状況をみると、福永の見解と整合性が取れていると考えます。

このように全国的に、昭和の初期から無医地区の増加が問題となってきます。この時期には、すでに述べたように、従来開業・限地開業は死亡・廃業となり、それを補充する体制はまだ整っていません。表3—3（一二三ページ）でみたように、医籍上では、昭和四年は下屋久村二名、上屋久村三名の医師、昭和八年には下屋久村には一名、上屋久村には二名という状況でした。

栗生から麦生の八村では、竹内医師が閉院した昭和一三年以降、医師は湯泊の佐々木医師のみで、栗生に「代診医」として、昭和三年中村氏、昭和一四年永浜氏という体制でした。

昭和一四年以降の「決議録簿」には、雇医の件は議題となっていません。その理由は、「中間文書」のなかにありました。

二　村立診療所の設立

尾之間村の医療状況（第三章）で述べたように、戦前の屋久島で、自治体が運営する診療所の記載は「尾之間村落誌」の各種事業所の項に、「事業所名・診療所／開業者名・下屋久村／開業年・昭和一二年／閉業年・昭和一八年／事業内容・医師は鹿屋出身の堀之内某であった」とあります。開業者名は下屋久村となっており、下屋久村立診療所と考えられます。また、この診療所については、『山崎時造覚え書き』に「下屋久村診療所の初代所長は隆氏、二代目は堀之内氏であった」と記載されています。

村役場がある尾之間村の大正期から昭和期は、「医籍」で大正八年村山忠二、大正一〇年大山鉄之助、「村落誌」で大正末期「藤岡医師」、という状況であったことはすでに述べた。しかし、大正末期から昭和初期まで継続的に開業医がいたとの確認はできません。

そこで、「医籍」をつなぎ合わせて拡大解釈をすると、次のようになります。前述の大山医師は西之表、「藤岡医師」を医籍より藤岡寛医師とすると、同医師は大正一〇年に種子島住吉、大正一四年に種子島現和に住所が確認できます。また、「初代の隆医師」を、医籍より龍知英医師とすると、同医師は昭和三年および昭和六年には中種子村となっています。このように拡大解釈すると、尾之間の医師たちが「種子島」でつながり、何らかの関係で当時の尾之間村の医療を担っていたのではないか、と考えています。

いずれにしても、村立診療所の開業が昭和一二年であるのは、この地域の医療状況が影響しています。すなわち、昭和一三年に竹内医師（七三歳）は閉院し、平内から麦生の五村落は医師不在の事態となります。さらに、昭和一六年には佐々木医師が死亡し、中間から麦生の間は医師不在となってしまいます。このような医療状況下で、「下屋久村立診療所」は必要不可欠となりますが、その設立時の状況などの資料は入手できませんでしたので、前述のような解釈となりました。

開設当初のことは判然としませんが、無医地区となった七村落が連合して医師の雇用を図ったことが「中間文書」に残っています。それは、昭和一七年のことで、次のような契約書になっています。

假契約書

醫師堀之内清吉仝永浜△△傭入ニ對シ　関係部落ト醫師トノ間ニ假契約スルコト左ノ如シ

但シ関係部落トハ中間、湯泊、平内、小島、尾之間、原、麥生ノ七部落ヲ指ス

本契約ニ於テ関係部落ヲ甲トシ醫師ヲ乙トス

左記

一　乙ノ傭入開始期ヲ昭和十七年九月一日トス

二　管内往診定期日ヲ毎二日置キト定ム　但シ乗車（オートバイ）備付迄ノ期間ハ　毎月五、十、十五、二十、二十五、各日ヲ定期往診日ニ暫定ス

三　傭入報酬ハ一戸平均年額参円トス
四　定期往診料ハ無料トシ但シ市街地往診料ニ付テハ
　期往診日ト雖モ金参拾銭ヲ支拂フモノトス
　初診料ハ無料トス
五　臨時往診ノ場合ハ　之ガ往診料ハ本縣診療所規定ニ依ル
六　診断書料ハ二通迄壱円トシ　一通ヲ増ス毎ニ五拾銭ヲ支拂ノコト
　但シ死体検案書料其ノ他ノ診断書料ハ縣醫師會ノ規定ニ依ル
七　醫師報酬ニ對シテハ　各學區別ニ徴収代表者ヲ定メ　毎月二十五日迄
　其ノ月分ヲ醫師ニ支拂ウモノトス
八　醫師乗用車（オートバイ）ノ購入費ハ甲ノ負担トス
九　薬價ハ縣醫師會ノ規定ニ依リ　普通剤ハ一剤大人ハ参拾銭
　小児ハ貮拾五銭トス　但シ特別ノ薬剤ヲ使用スル場合ハ此ノ限リニ非ラズ
一〇　尾之間ニ建設ノ診療所建物修繕費ハ甲ノ負担トシ
　内部模様替ニ要スル費用ハ乙ノ負担トス
一一　水道ハ現在部落内ニ敷設セル上水道ヲ完全修理シ
　現在診療所玄関前ノ水タンクノ作リ替ヘヲナスモノトス
本契約書ハ同案貮通ヲ作製ノ上甲乙当事者ニ各壹通ヲ保管契約書仍而如件

昭和十七年九月二十九日

熊毛郡下屋久村湯泊　中木原篤夫
仝郡仝村　平内　相良武治
仝郡仝村　小島　酒瀬川傳次郎
仝郡仝村　尾之間　岩川正吉
仝郡仝村　原　安藤長右衛門
仝郡仝村　麦生　日高彦助
仝郡仝村　栗生　永濱△△
仝郡仝村　尾之間　堀之内清吉
仝郡仝村　中間　岩川邦彦

中間から麦生までの七村落の代表者と、堀之内・永浜医師との仮契約書となっています。関係村落から栗生が除かれたのは、永浜医師がいるからだと思います。また、安房、船行も除外されているのは、当時、池田医師が安房で開業していたからと思います。

仮契約書の要点は、次のようになります。

診察料や薬価は、県医師会などで規定されていたのを運用したものと考えます。定期往診は無料ですが、市街地往診は三〇銭、臨時往診や初診料は無料、診断書料は二通まで一円、薬価は医師会規定で支払う、などとなっています。

運営費は、一戸あて平均年額は三円と規定されていますが、当時おおよそ七村落で約一〇〇〇世帯と推測されますので、年額は三〇〇〇円程度、月額二五〇円程度と考えます。徴収は学区ごとに徴収代表者を決めて、毎月二五日までに医師報酬を支払うことになっています。

堀之内医師は、栗生（大正一四年）、口永良部（昭和四、六、一五年）での開業が医籍で追えますが、その期間は判然としません。また「永浜△△医師」については、栗生の「代診医」の時代の項で述べましたが、さらにのちに述べることになります。

しかし、契約三カ月後には、次のような文書が下屋久村長から出ています。

衛第一五〇号

昭和十七年十二月二十一日

下屋久村長

麦生乃至栗生　各聯合部落會長殿

庸醫師報酬負担金ニ関スル件

標記ノ件ニ関シテハ　尠カラズ心労御手数相煩居候処之レガ報酬取立等　意ノ如クナラザル点モ有之模様ニテ醫師ノ方ニ對スル支給モ順調ニ行カス　區モ困ルヤニテ

小職ニ於テモ心苦シク存居リ候間　此ノ際関係代表者會ヲ開催シテ
貴職等ト懇談致度存候モ　歳末ノ多忙ノ時節柄ニテ
各位ニ不必要ニ時間的負担ヲナサシムル事ハ注意スベキ事
ト存ゼラレルヲ以テ　書中貴意ヲ得度存候次第ニテ有之
左記要項ニ依リ報酬支給方適當ナルベキカト存候
厳重ニ御實行方特ニ御配慮相成度此ノ段及申入候也

記

一　報酬負担ノ各部落負担戸数ハ物資配給戸数ヲ基準トサレ度
報酬ハ實ニ其ノ額僅少ニシテ　一ヶ月毎戸二十五銭ナルヲ以テ　之ガ負担
ニ堪エ得ザル者ハ　特別ノ特別ナル場合ノ他無シト考ヘラル
万一負担ニ堪エ得ズト認ムル者有ラバ　其ノ名数及實状小職迄御報知下サ
レ度　御互ニ調査ノ上適當ニ措置致シ度
二　當初約束ノ通リ　毎月末ニハ必ズ支給スル様實行サレ度

仮契約から三カ月後には、各村落からの負担金が納入されていないので、それを督促する文書が村長名で各部落会に通達されています。

「報酬ハ実ニ其ノ額僅少ニシテ一ヶ月毎戸二十五銭ナルヲ以テ」という村側の認識と村民の間に

は、意識の違いがみられると考えます。いずれにしても、この「下屋久村立診療所」は、仮契約からおよそ一年後の昭和一八年には閉院となっています。しかし、昭和一九年には野村医師がその診療所を引き継ぎ、さらにその後も引き継がれて、昭和五九年までは尾之間の医療を支えることになります。

なお、佐々木医師は、昭和五~九年のあいだ村会議員を務めています。昭和九年の両村会議員の交歓会協議事項が一~一二項まで記載されており、その九項は「両村ニ村立病院設置ニ付研究考慮ノ件」となっています。この「村立診療所」の開設に、何らかの影響を及ぼしたと考えます。

三　国民健康保険制度の端緒

村立診療所に関する資料とおなじように、国民健康保険に関する資料が残されています。

國保號外

昭和十八年十一月十二日

下屋久村国民健康保険組合

各聯長殿

療養費及助産費支給ニ関スル件

被保険者ノ受診ニ際シテハ　受診證ニ依リ医師ノ診療ヲ受クルヲ本体トスルモ
受診證ノ交付遅レタル為メ　本業開始（七月一日）ヨリ受診證交付年月日
（一〇月一日）以前ノ期間ニ亙ル被保険者ノ療養費及助産費ハ
本人ノ支給申請書ニ依リ　本人へ支給可致候間保険者へ徹底セシメ
該当者有之候へバ　申請方針ナラレ度
尚申請様式ハ　九月一七日付下健保第二〇号通牒ト共ニ送付致置キ候条中添候也
追而申請書ニハ医師及助産師ノ領収證ヲ添付相成度
尚療養費及助産費ヲ受領ノ場合ハ　別ニ当組合宛ノ
領収證ヲ持参　其ノ場合一金　金額ハ本人ニテ記入セザル様注意相成度
助産費支給トハ　被保険者出産ニ對シ　一律二五円ヲ支給スルモノナリ

この資料から、下屋久村の国民健康保険事業は昭和一八年七月に開始されています。しかし、受診証の交付が遅れているので、「療養費及助産費」は「医師及助産師の領収証を添付」して申請してくださいとなっています。ちなみに、「出産に対し一律二五円を支給」されています。

「国民健康保険」制度の概要は、次のようになっています。

一九二二（大正一一）年　「職場」を対象とした「健康保険法」が成立。

一九三八（昭和一三）年四月、「地域」を対象にした「国民健康保険法」が成立。

「厚生省」の発足も昭和一三年です。

一九四二（昭和一七）年の改正で、強制的に設立され、組合員の資格のある人はすべて加入となった。


しかし、太平洋戦争が進むにつれて、制度が立ちゆかなくなります。この時期の混乱した状況下の資料だと思います。「国民皆保険制度」が成立するのは昭和三六年ですが、その端緒はすでに戦前にあったことは記録されなければならないと思います。

第四節　薬草、産婆、呪術師

一　屋久島薬園と薬草

薩摩藩は、山川、佐多、内之浦に薬草園をおいていたことは知られています。『屋久町郷土誌（第四巻）』には次のような資料があり、原村にも薬草園があったことが裏付けられるとあります。「屋久島の薬園からは巴豆美（はづみ）がたくさん取れる。この実から油を取り、ビンに入れて江戸に送っていた。この油は斉彬の侍医であった戸塚静海らの洋法医が、発泡薬に使用しているという。江戸での売却も戸塚の仕事である」。屋久島の巴豆美(はづみ)からの収入は微々たるものであったこと、「原村落誌」には記載がなく、忘れられていることが指摘されています。

また、「各村落誌」には、「病気などの民間療法と薬草名」がほぼ記載されています。それには、病気の民間療法として、ひえぬき、うちみ、食あたり、熱さまし、やけど、くぎを踏みこんだとき、子供の消化不良・下痢・糖尿病などの療法が、村落ごとに伝承されています。また、薬草として、フツ(ヨモギ)、アサガオ、ホウセンカ、ドクダミ、ツワブキ、ガジュツ、カキの葉、ビワの葉、マクリなど多数があげられ、その適応症や処方・用法も村落ごとに伝えられています。

さらに、越中の薬売りが、かなり古くから入っていた(『南方総合調査報告』一九六九)とされます。中間文書の「明治二六年度の本県・他府県止宿人名出入簿」には、「住所―鹿児島市新照院通町、職業―商業、止宿目的―薬売の為、出立元―栗生、出立先―湯泊、宿主―日高△△、止宿日―五月二六日、出発日―二八日、姓名・年齢―山元△△四七年」とあります。鹿児島からの売薬のため、栗生から湯泊に向かう途中に中間に宿泊しています。おなじ住所で坂本、三〇歳とあり、二人で売薬していたことがわかります。

また、六月一七日に一人(鹿児島市山下町、岡元)、六月三〇日に一人(枕崎、西村)、七月一三日に二人(新照院町、徳永・坂口)の目的も売薬となっています。六月から七月の間に、六名の薬売りが宿泊したことになります。「島でトビウオ漁が行われる六月に集中した」との、前調査報告と一致します。

二　産婆（とりあげ婆さん）

前述の熊毛支庁の統計では、昭和六年の下屋久村には四名の「産婆」がいます。この「産婆」は、正式の免許を受けた数と思います。ここでは、『屋久町郷土誌』をもとに、下屋久村の「産婆」（とりあげ婆さん）についてふれておきます。

まず、産婆制度の概要は、次のようになっています。

一八六八（明治元）年：産婆の堕胎取扱と堕胎薬を禁止した。
一八七四（明治七）年：医制――産婆の業務は正常な分娩に限られるようになった。
一九〇〇（明治三三）年：産婆試験開始――産婆試験合格した二〇歳以上の女性（新産婆）。
一九〇二（明治三五）年：産婆は警察部の管轄下におかれた。

産婆制度の整備により、次のように改善されたと述べられています。

旧産婆は明治末年には全産婆の六〇％であったが、昭和初年では四・四％と、わずか二〇年たらずの間に激減した。大正四年の新産婆の謝礼は二～三円、旧産婆は五〇銭程度であった。

さて、『屋久町郷土誌』から、産婆（助産師）を拾いあげ、その生年一覧を示したのが表5―3です。合計二六名が産婆、とりあげ婆さん、助産師などと記載されています。有資格者と記載された者は、八名（三一％）でした。旧産婆にも免許取得の人がいるかもしれませんが、多くは「とりあげ婆さん」として記憶されているようです。

記載された内容の一部は、次のようになっています。

（一）旧産婆

○「文政五年生」大正七年没、九六歳。いつのころ始めたか不明。九六歳の高齢まで続けた。

○「明治七年生」昭和一八年没、六九歳。明治末期より昭和の初期にかけて就業した。その範囲は、平内より麦生であった。通称シンジョイバイ。

○「明治二六年生」昭和四三年没、七六歳。本職ではなかった、助産婦不足のためやっていた。「すくい」（悪魔ばらい）の名人だったと聞く。

（二）新産婆

○「明治三八年生」平成五年没、八九歳。大正年間大阪の婦人科病院で働

表5－3　下屋久村の産婆たち（『屋久町郷土誌』より）

村落	栗生	中間	湯泊	平内	尾之間	原	麦生	安房
旧産婆 18名	明2年 明7年	慶応元年 明元年 明17年 明28年	嘉永2年 明15年	文政5年 元治元年	明7年 明34年	明8年 明32年	明10年 明18年	明26年 明41年
新産婆 8名	明39年	生年不明	明31年	明43年	明31年 大13年			明38年 明38年

＊生年のみ記載。新産婆は免許取得が記載されている者だけとしている

きながら、産婆学校で学び資格を取得。昭和二一年引き揚げ、助産婦を営業し、昭和六二年老齢のため廃業。この間とりあげた産児は千名余に及ぶ。
○「明治三八年生」昭和六二年没、八二歳。鹿児島の産婆学校に学び、大正一五年助産師の資格を取得する。その後福岡で開業中の日高哲夫医院に看護師として約二年の務めを経て帰郷し、昭和二年から助産師として営業する。以来、昭和六一年高齢（八一歳）により廃業するまでに取り上げた産児は二千有余にのぼる。一件の事故も出さなかったことを唯一の誇りとしていた。

基本的には、各村落とも「とりあげ婆さん（旧産婆）」が必ず活動し、法制度の整備により、しだいに新産婆となっていきますが、必ずしも昭和初期に旧産婆が四・四％になったとはいえない状況が、屋久島にはあったようです。

(三) 産婆廃業の件――楠川文書（大正二年一月部落総会）

楠川村では、「大石△△様方にて廃業の旨申出でられ」ました。そこで部落総会では、「産婆営業廃業の件は、部落より年額金五円の補助をなし老衰に陥らざる間は継続の相談をなす事に決す。（但し会計より其相談をなす事）」になりました。

おそらく、高齢になったので産婆を廃業したいと申し出があったのでしょうが、替わりの産婆がいなかったので、「老衰」の段階まで至っていないのを理由に、引き続き営業を依頼することになったようです。

三　屋久島の呪術師たち

『屋久町郷土誌（第四巻）』では、屋久島呪術師（昭和四七年）について、次のように記録されています。

自らの心の病を克服し、新しい神をいただいて光明の世界に生きるシャーマンは、同じような心の病に悩む他人を慰め救うことができる。その方法は、祓いや祈祷、卜占、口寄せなどの呪術によっている。したがってシャーマンは呪術師でもある。祓いや祈祷は法華宗の寺の師匠（住職）や神社のホイドン（祝殿、神職）も行ってきた。

表5―4に屋久島の村落ごとの呪術師数を記載しています。なお、生存とは昭和四七年当時の数で、死亡とはすでに亡くなっているが人びとの記憶にある人の数です。

祈祷師を記録しておく意味は二つあります。一つは、各村落に「祈祷師」がおり、住民がそれを利用していたという事実を記録すること。二つは、「医術」と「呪術」は矛盾するのではないのかという視点で、医師の存在と呪術師の活動に逆相関があるのかを考えるためです。

明治・大正期は、「西洋医学」をめざした医療政策が行われていましたが、現実には、これまでの「伝統医療」や「代替医療」も脈々と受け継がれています。とくに、医療の恩恵を受けられない離島や僻地では、その傾向が大きかったと思います。それは、「尾之間村落誌」での「温泉療法」が盛んだったことからもわかります。

このような意味から、薬草や祈祷、さらに産婆についての歴史的な検討も、今後に残された課題と思いますので、ここでふれておきました。

表5－4　屋久島の祈祷師たち（『屋久町郷土誌』より）

上屋久	男		女		下屋久	男		女	
村落	生存	死亡	生存	死亡	村落	生存	死亡	生存	死亡
永田	3	3	1	2	船行				
吉田	1	1	1		安房	6	3	2	1
一湊	1			2	麦生		1	1	
志戸子					原		1	1	2
宮之浦	3	1	2	1	尾之間	1	6	1	1
楠川	2	2	1		小島				
椨川				1	平内	1	1		
小瀬田		1			湯泊		1		
					中間				
					栗生	1	1	1	
計	10	8	5	6	計	9	14	6	4

＊生存とは昭和 47 年当時の数。＊死亡とはすでに亡いが人びとの記憶にある人数

第六章　戦後医療の概要と町立診療所の歴史

明治以降、二つの明らかな医学の転換時期がありました。まず、ドイツ医学を模範として、漢方医学から西洋医学への転換を目指したのが明治期でした。そして一九四五年から、アメリカ医学をモデルとすることになります。ただ、いずれの転換期においても、それまでの医療体制が根本的に変化し、歴史的断絶があったとは思われません。明治期は、医学教育や医療制度の改革を通して「西洋化」を目指しましたが、戦後は、医療に関する数々の「制度」ができあがり、さらに「近代医学」が社会に浸透し「医療の社会化」の時代となります。

本書は、戦前に生きた屋久島の医師たちに焦点をあててきました。しかし、戦前とのつながりがどうなっているのか、現時点での問題点や将来の見通しが可能なのかを知るために、戦後の屋久島の状況を駆け足でたどっておくことにします。

また、筆者が勤務した町立診療所の、戦後から今日までの歴史の概要をまとめることにより、その一端を知りたいと思います。

第一節　戦後医療の概要

戦後医療はGHQの占領政策（昭和二〇～二七年）により、公衆衛生福祉局のもとで、医専廃止、医師国家試験の導入、インターン制度の導入、病院規模の引き上げなどの改革が行われてきました。

これとても、戦前期の医療制度・医学教育との断絶ではなく、その延長線上の改革であったと考えます。

昭和二一年、医師国家試験受験資格は大学医学部卒業後一年以上の実地研修が義務となり、「医師資格」や「医師免許」が統一されることになります。

一 医師免許と医師数の推移

(一) 医師免許にみる変化

明治維新を境にして、日本はドイツ医学を中心とした医学教育がなされてきました。戦後は、アメリカ医学を受け入れることになりますが、医学教育は大学医学部に一本化され(昭和二三年)、臨床が重視されて、インターン制がとられます。大学教育六年間、一年間のインターン研修終了後に医師国家試験が行われ、合格者に医師免許が与えられることになりました。

さて、戦後の医師たちの動向はどのようになっているのだろうか。表6―1は、医籍による医師免許の種類(平成二八年は、『医師会員名簿』より)の推移です。

従来開業は、楠川の望月医師、一湊の迫田医師とも大正末期に死亡し、屋

表6－1　屋久島における医師免許種類の推移

	従来開業	限地開業	試験及第	医専	大学	計
昭 16 年	0名	0名	2名	3名	0名	5名
昭 38 年	0名	0名	0名	6名	2名	8名
平　元年	0名	0名	0名	5名	4名	9名
平 28 年	0名	0名	0名	0名	6名	6名

＊平成 28 年は『鹿児島県医師会員名簿』より(病院医師数は含まない)

久島の従来開業の歴史はここで終わります。また限地開業は、口永良部の竹崎医師が昭和初期、小島の竹内医師が昭和一三年閉院となっています。試験及第では、湯泊の佐々木医師が昭和一六年に没し、宮之浦の櫻井医師が昭和二一年閉院となっています。よって、戦後すぐに、従来開業、限地開業、試験及第という医師免許の制度は、ここで歴史を閉じます。ただ、医専卒業生の歴史が閉じるのは平成であり、現在はすべて大学卒業となっています。

ここでも、点としての医籍から概要をみておきます。対象はおもに開業医、診療所医師です。

(二) 戦後医師数の推移

表6―2は戦後の医師数の推移をみています。戦後、日本の医師数は急速に増加し、鹿児島県の医師数もそれに応じて戦後一貫して増加しています。しかし、熊毛郡では昭和二五年の四五名をピークに医師数の増加は見られません。

戦時下の医師需要への対応として、医学専門学校の大量増設が行われました。また、日本の海外進出により、その統治下の地域にも医学校が設立されています。熊毛郡は、昭和一六年(表3―3)には一七名であった医師数が、昭

表6－2 戦後医師数の推移

年	全国	県	熊毛
昭22年	70636	1221	37
25年	76446	1282	45
30年	94563	1236	31
40年	109369	1413	31
50年	132479	1555	31
61年	191346	2231	35
平元年	201658	2606	33
平28年	319480	3903	26

*県・熊毛は『県医師会史』などより
*全国は『国民衛生の動向』より
*県・熊毛はおもには開業医が中心

和二五年には四五名に増えているのは、このような医師養成期間があったからです。また、一九七〇年代以降の「一県一医大」計画により、平成以降の医師数の増加は著しくなっています。しかし、熊毛郡は昭和三〇年以降は三〇名台で推移し、全国や県の推移と乖離してきます。

(三) 屋久島の医師数の推移

二つの村は、昭和三三年に上屋久村は上屋久町、昭和三四年に下屋久村は屋久町として町制を施行しています。そして、二つの町は平成一九年に合併し、「屋久島町」として約一二〇年にして再び一つの屋久島になります。

屋久島でも熊毛郡とおなじように、全国や県の医師数の増加に比例するような傾向はみられません(表6—3。ただし、病院医師数は含まない)。屋久島の場合は、戦前五名から戦後七名にわずかに増えるに止まっています。戦後も、無医地区の解消はなされていません。また、平成元年の医師数九名をピークに増加はしていません。

屋久島の戦後医師の記述に移る前に、日本が独立した翌年、昭和二八年の屋久島の医療環境に関する資料がありますので、それをまずみておきます。

表6－3 「医籍」での屋久島医師数の推移

旧村名	昭16年	昭26年	昭38年	昭44年	平元年	平30年
上屋久	3名	4名	4名	3名	4名	4名
下屋久	2名	3名	4名	5名	5名	3名
計	5名	7名	8名	8名	9名	7名

＊平成30年は『鹿児島県医師会員名簿』より(病院医師数は含まない)

二　昭和二八年の医療環境

戦後二〇～三〇年代も、戦前同様に「流行病」すなわち「感染症」との闘いであったことは、多くの医療史が物語っています。ＧＨＱの最大の課題は伝染病対策であり、環境衛生、予防医学の導入をめざしました。また、地方衛生行政組織の改編として、保健所を設置し、従来の「衛生警察」業務が移管されることになります。

戦後も八年経過し、屋久島の医療環境は改善したのでしょうか。

（一）新聞は伝える――屋久・種子・獅子の離島に診療班

昭和二八年七月の新聞記事に、次のような見出しがあります。

屋久・種子・獅子の離島に診療班
県大で十五日から巡廻

屋久島斑　第一内科部長　桝屋富一教授（班長）
衛生学　西尾一男助教授　第一内科　鮫島実俊技師
産婦人科　前田末男講師　寄生虫学　山下博助手ほか学生五名

この記事では、離島に診療班が行ったことはわかりますが、具体的な状況はどうであったのかは記載されていません。幸い、『要覧』（二〇〇〇）発行時に、左記の『報告書』の全文を入手できました。『要覧』の記載内容を、さらに要約しましたので、「省略」や省略文（……）が多くなっています。

（二）医療者は伝える——『屋久島無医部落巡廻診療班報告』

A：計画　第一表（省略）

B：巡廻診療実施の概要

表記の如く医師五名、学生六名計十一名より成る屋久島診療班は、……七月十五日鹿児島出発、十六日宮之浦着。……直ちに永田部落を手始めに巡回診療を開始。七月二十八日乗船迄の満十二日間に、両屋久島村一〇部落において六八〇名を診察、処置し、九三二名のフィラリア検血、二六九名の検便、計一八八一名を診察した。（中略）

診療は無医部落のみを目標としたが、尾之間の五名、安房の五名は何れも旅館にて中食、朝食中に来診した患者を断るに忍びず、又宮之浦の三一名は和田医師（熊毛郡医師会副会長）の、栗生の七八名は外西医師（村立診療所所長）の要請により診療した。営林署小杉谷伐採所では熊毛郡医師会座談会に出席した所、同所により四五名を診察した。

C：診察所見

1　診察総数一八八一名中、愁訴をもって受診したもの六八〇名、……消化器系疾患が最も多く二二二名（三三％）（その内三八％は腸管寄生虫病）、呼吸器疾患一二四名（一八％）（その内五〇％は結核疑い）之に次いだ。（中略）

所謂農村腰痛症も四四名、之を見る事が出来た。

2　フィラリア症は愁訴をもって受診したものは僅かに九名に過ぎなかったが、……上屋久村検血五四一名中四七名（八・七％）、下屋久村検血二三五名中一九名（八・一％）の仔蟲陽性者を検出した。（中略）

一部島民の間には本症をライ病と混同し、診定されることを恐れている向きもあると聞いたので、特に上屋久青年団総会に出席、その誤りを説き、……島民の本症に対する認識は改まって来ると信じている。（後略）

3　腸管寄生虫疾患。愁訴をもった受診者で検便したもの一一九名には回虫四七％、十二指腸虫（鉤虫）二五％であり、班員山下が上屋久楠川校（山が海に迫っている）学童八五名につき集卵法で検しての回虫五七％、鉤虫二二％、鞭虫三九％で存外低率であったが、下屋久尾之間（平地が多い）一般部落民では直接塗抹法で回虫七五％、鉤虫二七％、鞭虫三九％と高率であり、殊に糞線虫二七％の高率を見た事は甚だ注目すべき所見である。

4　小児の発育が一般に悪く、受診者中明かな発育不良一四名を発見、甚だしきは満二年三カ月で未だ歩行せぬものを診たが、離乳が一般にまだ遅く、且つ母体の栄養摂取も必ずしも充分でないと見られた。

栄養調査は……平常食物の臨場検査が必要であり、……若し一部伝えられる如く、甘藷を主食とするのであれば、当然必須アミノ酸、塩類等の不足偏向を来すので、副食物の選択（例えば塩イワシ、塩飛魚等）について適切な指導が必要である。

乳児死亡率は全国平均より、又鹿児島縣の平均より明かに高いことは一面医療に恵まれぬ事にもよるが、他面、母体の栄養摂取と労働の不均衡にも因するものと考えられる。

小児期発育の不良は上屋久村における小学児童、並びに中学生の体位を鹿児島縣、全国の平均と比較しても之を観取出来る。

5　急性伝染病は診療中一例も発見できず、……。

両村役場について調査しても、近年伝染病の発生は甚だ低率である事は慶賀に堪えないが、永田、小瀬田、湯泊部落等における流れ川の使用（飲料水、野菜、食器の洗浄）状況は真に瞭然たらしむものがあり、今後産業、観光の活発化に伴い、外来者の来往頻繁となって、万一保菌者の潜入を見た場合は、多数の水系は立所に恐る可き伝染経路と化すやも知れない。

島民の啓蒙、水道の設置が要望される。

D：医療の状況

両村には人口二万に対し現在六名の開業医並びに保健所支所があって診療と保健活動に専心していられるが、今次巡回診療に際して、発病より受診迄の時日の明らかなもの四五一名について見ると……、一週以内に受診したものは僅か一〇七名（二四％）に過ぎず、発病一年以後の受診が一七〇名（四〇％）に達し、極端なものは二〇年来の有病五名、三〇年来のもの五名、五〇年来のもの一名があった。此等の一一名は此の間に数回は治療を受けたものもあるが、地理的、経済的理由等のために、全治に到らずして治療を自ら放棄したものである。以て医療の実態の一般を察するに足る。この事は死亡率にも現れており、昭和二二年以来全国並に鹿児島縣の夫れは急激に低下して居り、全国では人口一〇〇〇人につき一四・六人から二六年一〇・〇人（三一％以下）に、又県平均は一六・六人から一一・三人（三二％低下）に減少しているのに、上屋久村では一四・五人から一二・一人と一六％しか低下していない。即ち戦後の急速な医学の進歩の恩恵を受けることが少ないと言える。（後略）

E：蚊族の調査

フィラリア症の浸淫が高度であることを知ったので、班員山下助手は屋久島における蚊族につき、幼虫を採取鑑別してその分布を明らかにした。(中略)幸い県衛生部では蚊撲滅運動を展開し、屋久島においても既に安房等にモデル地区を設定しているのを見る事が出来たが、更に強力にこれを全島に及ぼして頂きたいものである。上屋久青年団総会席上でも、桝屋はパナマ運河工事の成否を決定したといはれる軍医ゴーガスの業績を紹介し、青年諸君の蚊撲滅えの協力を要請した事であった。

F:むすび

(前略)この人達の医療に恵まれぬ実態は、発病一年以上の受診者が四〇%に及んだ事、中には二〇、三〇年、五〇年の病疾を放置したものが一一名もいたことからも看取され、又終戦直後より全国及び本県においても三二%も低下した死亡率が、屋久島では一六%しか減少していず、今尚ほ昭和二三年頃の全国平均の死亡率を示している事は、現在医学の恩恵を受ける事の少ない事を物語っている。(中略)

衛生知識の啓蒙は大いに必要であり、見た目は清冽な流れ川の使用、蚊の多い事から従来の伝染病発生の低率をば今後外来者の来往頻繁を加えた場合も維持し得るかは大いに危惧なきを得ない。

(中略)

衛生環境の整備がフィラリア媒介蚊の撲滅を中心として強力に推進されなければならない。

診療班が宮之浦着、上屋久村役場に旅装を解いた瞬間、役場の電話が、離島振興法の参院通過成立を報じていた事は、実に印象的であった。幸い同法の恩恵が十二分に活用されて、屋久島の産業、経済、文化が一大発展を遂げられる様お祈りして本報告の結びとしたい。

屋久島無医部落巡回診療班報告（昭和二八年）

（引用者注記：愁訴をもって受診した方が六八〇名です。また、消化器系疾患数は、本文で二二二名となっていますが、表では二二七名となっています）

受診患者総数　六八〇名（上屋久村：三三三名。下屋久村：三四七名）

内科系疾患　四八九名

消化器系疾患　二二七名（胃腸炎：九一名。腸管寄生虫症：八五名。消化不良症：一四名。胃十二指腸病：一一名。その他の疾患：二六名）

呼吸器疾患　一二四名（肺結核及びその疑：六五名。気管支炎：三〇名。感冒：一四名。気管支炎：三〇名）

運動神経系疾患　六一名（所謂農村腰痛症：四四名。関節ロイマチス：八名。その他の疾患：九名）

循環器系疾患　三一名（高血圧症：一八名。心臓弁膜症：一名。その他の疾患：一二名）

その他の内科系疾患　四〇名

外科系疾患三五名。産婦人科系疾患三五名（妊婦：一〇名）。皮膚科系疾患三六名。眼科系疾患二五名。耳鼻咽喉科系疾患二六名。歯科系疾患一一名。精神科系疾患一名。

本報告書では、戦後の屋久島の医療環境がかなり広範囲にわたり記録されています。まず、屋久島班は昭和二八年七月一五日午前一〇時鹿児島港発、翌一六日午前七時宮之浦港に到着していますので、二一時間、およそ一昼夜かかったことになります。また、移動工程表をみると、宮之浦—永田間二時間半、宮之浦—小瀬田間一時間、栗生—尾之間二時間など、現在に比べ、五〜六倍の時間を要しながら各村落を巡回していることがわかります。

さて、本報告書は、三つに分けられるようです。一つは、衛生学や寄生虫学を主体とした、フィラリア検血（九三二名）と腸管寄生虫（検便二六九名）の検索です。もう一つは、内科、婦人科医による「愁訴をもって受診した」住民の診察（六八〇名）です。そして三つは、これらを総合的にまとめることにより、当時の屋久島の状況を公衆衛生学的な視点でまとめたことです。

戦後八年経過しても、屋久島の医療環境は、大正一二年の下屋久村の状況とあまり変わらないように思います。腸管寄生虫、フィラリア（象皮病）など、現在では過去の疾患となっている病気が蔓延していたことが調査されています。また、肺結核など、感染症も現在多くは克服されていますが、当時の屋久島の「遅れた」医療状況も含めて記載されています。

当時の疾患分類を現在と比較すると、約五〇年の間に、疾病構造が大きく変化していることは明らかです。とくに、現在の主要疾患である循環器系疾患の受診者は三一名(四・五%)となっています。いずれにしても、「この人達の医療に恵まれぬ実態」は死亡率の低下がみられないことに現れ、「地理的、経済的理由等」が大きいことに言及しています。そして「戦後の急速な医学の進歩の恩恵を受けることが少ないと言える」ことになります。

小児の発育不良、母体の状況は、主食としては依然甘藷であり、栄養不足と母体の労働環境の影響を指摘しています。これらにより、乳児死亡率が高率となっています。

流れ川を利用(飲料水、野菜、食器の洗浄)していますので、水道の設置はまだという状況です。もちろん、蚊の駆除やハエの駆除などは、やっと「安房にモデル地区」を設定する段階です。このような状況をみて、青年団や島民への啓蒙が必要と指摘しています。

昭和二八年の医療体制は、医師六名で、保健所支所が設置されています。昭和二六年に設置された西之表保健所屋久島支所が、屋久島保健所に昇格するのは昭和三八年四月を待たなければなりません。また、屋久島高校は、昭和二三年に種子島高等学校分校として設立され、昭和二六年に県立となっています。戦後やっと、中学校、高等学校教育が島内で受けられるようになっています。

なお、のちに述べますが、班員の前田末男氏は昭和二四年開設の栗生区営診療所に勤務の経歴があります。また、昭和四四年の「屋久町へき地診療所」開設以来の医師派遣は、鹿児島大学第一内科であり、ここでも関係がみられます。

さて、「戦後の急速な医学の進歩の恩恵を受けることが少ない」屋久島も、しだいに死亡率は低下し平均寿命は長くなり、超高齢者が増えていきます。ただ、この要因を医学や医療だけに求めるのではなく、次のような統計的データによる視点も大事になります。

感染症死亡率の低下は、栄養状態の改善、近代的上下水道の普及、住宅環境・労働環境の改善、教育(識字率)の向上などと強い相関があるのです。つまり、感染症の減少の多くの部分は、抗生物質や予防接種によって得られたのではなく、「生活の近代(西欧)化」によってもたらされたのです。

三　面としての屋久島の戦後医療

それでは、医籍と「村落誌」などから、村落ごとの医師の推移をみておきます。概要は表6―4となります。

まず、戦前から戦後の転換期は、村落における医師の配置は変わらず、無医地区はそのままとなっています。二つ目は、戦後昭和の時代は複数の医師の開業がみられた地域で、平成になると開業医は一名と減少していきます。三つ目は、町立診療所が三〜四施設の時代があり、医師数の半数を占める時期もみられます。四つ目は、平成九年に一三九床の病院が開設され、大きく医療状況が変化したことがあげられます。

それでは、戦後を三つの時代に区分し、各村落の概要をみておきますが、栗生については次節で述べます。

表6－4　戦後～現在までの村落と医療機関

村落	昭和20年～	昭和40～63年	平成元年～平成30年
栗生	佐々木太吉23年頃 24年区営診療所（前田・外西・古謝・鳥居）　⇒35年新牧	⇒44年町へき地診療所	4年屋久町栗生診療所⇒現存
中間・湯泊・小島：無医地区　⇒			
尾之間	⇒野村⇒30年牧角⇒38年青木	⇒59年閉院 57年永田　⇒	⇒6年屋久町尾之間診療所 ↳11年市地⇒現存
原	無医地区	無医地区	9年屋久島クリニック ↳12年閉院：無医地区
安房	⇒営林署診療所（～32年頃） ⇒仁田鉱山診療部（～30年頃） ⇒日高隆（～25年） 20年日高哲　⇒30年代 23年田上　⇒ 36年守屋　⇒	⇒ 40年西禎　⇒51年西憲 40年仲盛　⇒	⇒6年閉院 ⇒6年閉院 ⇒2代・仲淳　⇒現存
船行	26年松久保	無医地区	
小瀬田	無医地区	53年有馬　⇒	⇒30年肥後⇒現存
宮之浦	⇒櫻井⇒21年閉院 21年大角　⇒ 21年和田好　⇒	⇒ ⇒ 57年日高平⇒59年馬場	⇒元年閉院 ⇒2代・和田米　⇒現存 ⇒6年閉院 9年徳洲会病院⇒現存
一湊	⇒日高實　⇒ 26年市坪 38年坂元　⇒	⇒昭41年閉院 41年有川⇒44年野口 ↳57年竹下	⇒2年門野　⇒31年閉院
永田	39年町立へき地診療所	中目　⇒鹿大派遣医	⇒　自治医科大⇒現存
口永良部		41年町立へき地診療所	⇒現存

⇒は継続または引き継ぎをあらわす

（二）昭和二〇〜三〇年代——戦後混乱期

①旧下屋久村

西部地区の中間・湯泊・小島は、戦後から現在まで無医地区のままです。

○尾之間

昭和一九年から開業している野村医院は、昭和三〇年に牧角医院、昭和三八年に青木医院として引き継がれ、昭和五九年に閉院となります。「村落誌」には、昭和二三年遭難事故があり、「尾之間まで運び、野村医師による片足切断の大手術を受けた」とあります。尾之間は、戦後の医療状況は良かったことになります。

○安房（戦後、平野・春牧・松峯と分村しますが、ここでは安房と一括します）

戦前から昭和三〇年頃の安房では、営林署・鉱山に関係する医師が医療を担っていたことをすでに述べています。また、下屋久営林署診療所（昭和二八年〜昭和三〇年代）として、昭和二八〜三一年までの営林署従業員とその家族の診療統計があります。おそらく、小杉谷集落に設置された診療所と考えられます。

仁田鉱山診療部（昭和九〜三三年）については、昭和四〇年から開業することになる仲盛行医師が昭和二三年から昭和二七年まで（医籍では昭和二七〜二九年）勤務しています。

戦前・戦後の時期は日高隆二郎医師（昭和一八〜二五年）、戦後は日高哲雄医師（昭和二〇〜

三〇年代）、田上医師（昭和二三〜平成六年）、八反丸分院（昭和三六〜四〇年：守屋医師）と、複数の開業が続いていますので安房の医療は安定的でした。

〇船行

『永久保村落誌』（昭和二六年、船行村より開拓集落として分離独立）には、次の記載がみられます。

市坪秀美は、明治三十八年加世田生まれ、大阪帝大医学部を卒業後、加世田に開業。「屋久島開発」を昭和二十一年から計画。

大病院建設の第一歩として一湊と安房に診療所を開所、大阪帝国大学より医師が派遣されて、江尻医師が一湊、山田・土居・松窪医師がそれぞれ交代で安房診療所で診療を行った。

これを「昭和二六年医籍」で確認すると、一湊に市坪秀美、船行に松久保香の名前があり、そのことが裏付けられます。また、「船行診療所　松久保香　大正一一年生、昭和二二年免許」との記録があります（松窪を松久保とする）。しかし、この「大病院建設」の全体像は不明でした。

②旧上屋久村

〇口永良部

昭和初期の、堀之内医師勤務以降は無医地区となり、昭和四一年の町立へき地診療所の設立まで無医地区は続きます。

○永田

明治期の限地開業河野医師以降、医籍上は、昭和三九年に設立された永田へき地診療所の中目医師の赴任まで無医地区であったことになります。永田の医療は、一湊に依存していた可能性が高いと思います。

○一湊

大正元年から開業の日高實重医師は、昭和四一年までは開業の継続が確認できます。また、昭和二六年は市坪医師の医籍はみられますが詳細は不明です。さらに、昭和三八年坂元医師が開業しています。いずれにしても、一湊は二名体制であり、周辺村落を含めた医療体制がつくられていたと思います。

○宮之浦

大正五年に開業した櫻井医師は、昭和二一年閉院しています。昭和二一年に大角医師、和田医師が開業し、平成初期までは両医師が宮之浦および周辺（小瀬田・楠川）の医療を担うことになります。宮之浦も複数体制であり、入院可能な体制にあったと思います。

さて、伊関友伸『自治体病院の歴史』（二〇一四）が指摘する次のような戦後医療動向は、屋久島にも影響があったものと考えます。

一九五〇年（昭和二五年）「医療機関整備中央審議会」で、一般診療所は、いかなる地域においても人口二〇〇〇人の診療圏に少なくとも一診療所を配置することを目標とし、基準に達しない三五〇〇地域（内無医村、一三〇〇）の整備を図ることとした。

そして、あいつぐ国民健康保険直営病院、診療所の設立の要因の一つに、医師の雇用が比較的容易であったことが考えられる。しかし昭和三六年（一九六一）に国民皆保険は達成されるが、国民皆保険制度が確立していく昭和三〇年代頃から、医師の都市回帰が始まり、地方の医師不足が深刻化していく。

（二）昭和四〇年代〜六三年――高度成長期

旧下屋久村（屋久町）では、栗生に一町立診療所、尾之間に一開業医、安房に三開業医（有床）体制でした。旧上屋久村（上屋久町）では、宮之浦は二開業医（有床）から昭和五七年一開業医が増え、三開業医体制が平成初期まで続きます。一湊では、一開業医体制が引き継がれています。無医地区であった小瀬田に昭和五三年開業医体制が復活しています。

この時期は、戦前からの二開業医（尾之間、一湊）が閉院され、新たに四開業医の開院（尾之間、安房、小瀬田、宮之浦）があり、戦後からの三開業医（安房二、一湊）と一診療所（栗生）は引き継がれています。この時期の特徴は、栗生、永田、口永良部に町立診療所が開設されたことです。そして、いずれの診療所とも、おもには鹿児島大学の派遣医による体制維持がはかられていることです。

『上屋久町誌』での、上屋久町の昭和五四年末の医療施設・医療機関統計は、次のようになります。

昭和五四年の医師常駐診療所および医師数は、五診療所で五名の医師となります（表6—5）。ベッド数二〇床以上が病院との規定ですので、二三床の一私立病院、二診療所に二一床があり、計四四の病床数となります。他の二診療所は、無床診療所となります（表6—6）。

ちなみに、昭和五五年の人口は、上屋久町八三六七名、屋久町七二五六名の計一万五六二三名で、世帯数は五四〇八（世帯人員約三名）でした。『上屋久町郷土誌』には「一人当たりの患者数は、県全体では八百四十六名であるが本町では千七百十一名（屋久島町千四百四十五名）と医師不足は深刻である。ベッド数は十の医療機関あわせて九十二という状況である」と記載されています。

（三）平成から現在——「病院」の時代の始まり

医籍では、戦後の医師数のピークは平成元年の九名

表6—5　上屋久町の医療施設（昭和54年12月31日現在）

種別／町名	診療に従事する者		医療施設						医師1人当たり人口
			診療所		歯科診療所		助産所		
	医師	歯科	数	病床数	数	病床数	数	病床数	
上屋久町	5名	1名	6	44	1	0	4	0	1712

＊『上屋久町郷土誌』より

表6－6　上屋久町の医療機関（昭和54年12月31日現在）

種別／区分	機関数	ベッド数	医師数	看護婦事務員数	助産婦数
町営診療所	2	0	1	4	0
私立診療所	2	0	1	0	0
私立病院	1	23	1	10	0
私立医院	2	21	2	17	1
歯科医院	1	0	1	3	0
計	8	44	6	34	1

＊『上屋久町郷土誌』より

です。平成九年に宮之浦に一三九床の病院と、同系列の診療所が原に開設され、平成期はこの二つが新たに開院されたのみです。

開業医体制は、安房地区で平成六年に二有床診療所が閉院し、その後は一医院が二代目に引き継がれ現在に至ります（昭和四〇年から五三年間継続）。宮之浦でも平成六年までに一病院、一無床診療所が閉院し、三医院体制が一医院となり、ここも二代目に引き継がれ現在に至ります（昭和二〇年から七三年間継続）。一湊では昭和四〇年以降は一開業医体制でしたが、平成三一年三月で閉院され現在無医地区となっています。尾之間では平成一一年から一診療所が開院、小瀬田では一診療所が平成三〇年に引き継がれ現在に至ります。すなわち、五開業医が平成期に閉院し、現在は四開業医体制となっています（尾之間、安房、小瀬田、宮之浦）。

町立診療所は交代制の大学派遣医体制から、それぞれ一定期間勤務医の体制となってきています。尾之間では平成六～一一年の間、町立診療所として運営された期間があり、町立診療所は四施設となったことになります。現在は、二町立診療所（栗生、永田）に常勤医はいますが、一町立診療所（口永良部）は不定期体制となっています。

平成九年に開設された病院は、現在一四〇床となり、平成二八年に発行された『屋久島に生きる』では、次のように紹介されています。

○医療法人徳洲会　屋久島徳洲会病院発行　『屋久島に生きる』（平成二八年）

診療科：内科・外科・小児科（隔週）・整形外科（二週間ごとの水・木曜日）・産婦人科・脳神

経外科（二週間ごとの土曜日）・耳鼻咽喉科・眼科・リハビリテーション科・形成外科・歯科口腔外科・泌尿器科・精神科・循環器科・放射線科・麻酔科

許可病床数：一般病床百三十九床。結核病床一床。合計百四十床。

医師数については、次のように記載されています。

現在、常勤の医師数は八名（内科三名、外科一名、形成外科一名、産婦人科一名、麻酔科一名、研修医一名）、歯科医師数は常勤が二名となっています。非常勤医師を常勤換算として合計しますと総医師数は十一名ちょっととなりますが、これは医師法で定まっている必要医師数のほぼ一〇〇%であり医師の数としてはやっと充足してきたということができます。

四　「病院」の時代——開業医の声

それまで、医院・診療所中心の医療体制であったのが、「病院」の設立という新しい時代を迎えるのは平成九年です。筆者はその前年に、屋久町栗生診療所に赴任しています。のちに、次のような状況があったことを知るようになりますが、それは住民にとっては、「医師会」と「病院」の対立としてとらえられることになります。

その問題はすでに、昭和・平成時代の転換期に始まっていたようです。病院建設推進に関わる主張は『屋久島に生きる』で表明されていますので、それに対する「医師会」員の意見も公にしておきたいと思います。原文は『鹿児島県医師会報』と『県医会史』に記載されています。いずれの医師もすでに故人となられていますが、氏名は割愛させていただき、要点のみを転記します。

（一）屋久島に於ける地域医療を目ざして（昭和六十三年）

（前略）

衛生環境は保健所もあり、特養の設備も整備されているし、開業医も九名いる。鹿大からも僻地診療所に医師が派遣されている。人口は約一万五千人、九名の医師は総て県医師会員である（そのうち三名は高齢者）。九名の会員はそれぞれ医療の特技を持っている。このことは島の医療に当って恵まれたことであり、ケース・バイ・ケースで、それぞれ連携をはかって地域医療の充実をすすめている。（中略）

私は、地域医療は、住民と住民の身近にある開業医がその根幹をなすものであり、町行政と住民と開業医の間で、それぞれが持つ諸条件の最大公約数的な合意を作りあげて、その充実を図るべきであろうと深く思っている。

屋久島には二つの町がある。病院設立には両町何れの町でもよいわけであるが、上屋久町では町立の病院を設立の心構えがあるようで、本町の医師は全員協力に乗り出している。屋久島には医師会は一つである。全島的視点で諸先生方と勉強させていただきたいと思っている。

尚、私見であるが、地理的条件やその他の条件が重要であるが、人口の数だけで施設の類型を考えるのは誤りである。また営利目的の企業の医療への介入も医の本質をゆがめかねない。九名の開業医の参加の上に立って、町立病院の最善の類型が生まれ、島民のために誇り高い地域医療が展開されるよう町当局の御健斗を祈る次第である。

（二）屋久島の医療の現状と今後の展望（平成元年）

各地で都市開発が進み、地球規模での環境破壊が進むなか、今、改めて屋久島の自然が世界に紹介され、脚光を浴びている。
一方その豊かな自然の中に住む人々も、こと医療に関しての要望は当然都市部の人々のそれと全く同様である。（中略）
開業当時、まず驚いたのは、医師と患者の相互信頼の喪失であった。発熱患者は、医師に抗生物質を変更する暇さえ与えず、鹿児島の病院へ転院していく。未明に動けないからと往診した患者は、自分で動いて、朝一番の飛行機で何の連絡もなく鹿児島へ。糖尿病の患者はインシュリンさえも、鹿児島からの郵送である。低血糖の発作の時だけ、地元の医師に往診を依頼する。単なる胃薬、消炎・鎮痛剤を何年間も郵送してもらっている患者さんさえいる。診察はどうなっているのだろう。一方で総合病院誘致運動は常に盛んである。私が開業した当時も署名運動や、集会が盛り上がっていた。既存の先生方が築いてこられた地域医療は、全く意味のないもののように、町当局もこれに付和雷同する有様である。（中略）

屋久島医療の中核となるべき施設として、私の考える要点は次のようなことである。

①情熱ある医師が活躍できる場を提供すること。

②ローテーションにより医師が替わっても、同じレベルの医療が永続できること、医師個人の献身的な努力で維持されれば、永続性に疑問が残る。さらに民営で赤字が出れば、撤退ということであれば、いたずらに地域医療に混乱を残すだけである。又、その逆で、利潤追求が主となると、町の国保財政に過大な負担がかかると思われる。

③地元医師会員の人的協力を最大限に得て、経営の安定を計ること。

④検診や、予防事業の機会を利用して積極的に啓蒙活動を行い、国保財政の浪費を避けるような方向づけをすること。これは民営ではとても無理なことであるが、町営となればある程度可能である。

⑤人口や地域の特殊性を考え、ハードは小さく、ソフトは高機能を備えること。（時間外や深夜診療、急患への対応、その他）

昨秋より、屋久島にも救急車が走るようになったが、受け入れ体制の整備がなされない所に、制度だけが強引に割り込んだような感がある。因にこの島には、救急指定医療機関は一施設もないのである。専門以外でも断れない。二四時間中いつでも患者は戸をたたくといった離島特有の状況で、「私は自分の健康を守る為に時間外の診療はやっておりません。」とはり紙を出された八〇歳の先生もおられる。
今、屋久島の医療問題を真剣に考えなければ日曜・祭日の四回に一回は在宅当番、そして二四時間応需の現状では、週休二日制云々されている今日、個人開業医は最も時代遅れで、若者には不人気の職業となってしまい、離島の開業医はそのうち老人ばかりになってしまうだろう。

『県医会史』では、昭和五〇年前後、昭和六〇年前後と救急医療、とくに離島・僻地の救急医療問題が取り上げられています。そして昭和六二年には「鹿児島県保健医療計画」を機に、「徳洲会病院」と「鹿児島県医師会」の対立として、とらえられるようになっています。ここに記録した二つの文章は、それまで離島医療を守ってきた医師たちの叫びであり、立場表明としてとらえられます。

第二節　栗生村の戦後——町立診療所への道のり

戦後屋久島の医療概要を述べました。ここからは、筆者が勤務した「屋久町栗生診療所」の歴史を振り返ることにより、一村落を中心にした戦後医療の変遷を、具体的にみておきたいと思います。

一　戦後混乱期から昭和四四年まで――区営診療所の設立

「村落誌」などでは、戦前から戦後まで、「永浜医師」（長浜、永浜と混在、以降は「永浜」に統一）が栗生で開業し、『山崎時造覚え書き』では「佐々木太吉戦後しばらく、栗生で開業しその後日立鉱山病院に転出。大阪医大卒業、慶応病院研究部を出た産婦人科医」とあります。

さて、「村落誌」の「各事業所の沿革」では、永浜氏について、「永浜医院　昭和十年開業、昭和二十年廃業、戦後は公民館で診療後鹿児島へ転出」となっています。

ところが、次のような事情でこの記録は変更が必要になります。

（一）屋久島の無免許医者捕まる

昭和二五年の新聞記事は、次のような見出しから始まります。なお、△は伏せ字です。

十年間医師装う

屋久島の無免許医捕まる

熊毛郡屋久島地区署では　十二日△△郡△△村生まれ　上屋久村永田無職永浜△△（五〇）熊本県△△郡△△町生まれ　手島△△（五一）の両名を医師法違反容疑で検挙送致した　永浜は医療に多少経験があるのを幸い　医師免許も有していないのに下屋久村栗生集落に転入して同村医師佐々木武志氏ほか四名から　名目上の栗生分院を譲りうけ　昭和十四年六月から同二十三年八月まで　満十ヶ年にわたり同部落民岡元△△さん（二〇）ほか延約二万六千名に医療行為を施したのをはじめ　二十年四月には同じく無免許の手島を同分院に招き　同年六月末までの間に　栗生診療所名義で共謀　同村中間岩川△さんほか延約六百名に施療　さらに手島は永浜と分かれて　永田に転住して同年十一月十五日までの間に　蜂須賀△△さんほか九十七名に同様施療した疑いによるもの

永浜氏は、昭和一四年六月から二三年八月までの一〇年間、栗生・中間の医療を背負ってきたことになります。ただ、この記事より、「村落誌」の開業年（昭和一〇年）と廃業年（昭和二〇年）が訂正されることになります。なお、「永浜医師」の戦前を含む一〇年間には、次のような出来事が記録されています。

「村落誌」には、「昭和十五年一月十四日　山崎△（高等科一年）：頸動脈を切り、出血多量にて死亡。永浜医師がかけつけたが、対応する設備がなく、死に至らしめた」。同事件は『沿革史』では「栗生駐在巡査立会い栗生診療所の永浜氏、安房医師池田周一氏検案終わる」となっています。

前述した昭和一七年の下屋久村診療所と七村落代表との契約書にも、「医師堀之内清吉仝永浜△△雇入ニ対シ関係部落ト医師トノ間ニ仮契約スルコト左ノ如シ」とあるように、医師として、また栗生の代表として出席しています。

戦争中の疎開場所の項には、「永浜医師（二）：昭二〇・四～昭二〇・八月」となっています。そして、昭和二〇年の栗生の空襲でも、次のように記録されています。

「七月十五日の大空襲（午前九時半ごろ）――被弾して死亡した人は五名。けが人も多数出た。チッチヤゴーの永浜医師の所に運び治療した（五人）」。「七月二十七日――山崎△△△、出漁中、米軍機の銃撃を受け右腕貫通の傷。医者の治療を受けたが、出血多量で翌日死亡した」。

さて、この記事からは栗生での開業の期間が明確になり、「栗生分院」があり、佐々木氏から譲り受けていることがわかります。さらに、一〇年間に延べ二万六〇〇〇名を診察していますので、年間約二六〇〇名、月間二一七名、一日約七名の診察を行っていたことになります。手島氏の場合も一日平均は七名と計算されます。

約一〇年間も無資格医師＝「無免許医」として診療できた背景には、「医療に多少の経験がある」のはもちろんですが、佐々木医師や堀之内医師の「代診」として、「栗生分院」が存在したことも大きかったのでは、と考えます。この時代、無資格医師の存在は大きな問題となっていますが、これ以上はふれません。

(二) 診療所復活——昭和二四年

戦後の栗生の医療状況は、昭和二三年九月頃、永浜氏が永田に転居し、佐々木太吉医師も昭和二四年六月現地開業（日立市）とあるので、この頃までには転出していたことになります。そこで、新たな医師の雇用が問題となります。

「村落誌」の年表には「栗生診療所復活。県立大学病院より産婦人科医師派遣」となっています。しかし、単に区長や区民の求めのみでは、この事業はたやすくなされることではないので、産婦人科医としての佐々木医師の助力があったものと、考えます。

いずれにしても、村落として鹿児島県立病院産婦人科医師の派遣を求め、昭和二四年一〇月から民家での開業となります。派遣医師名は、前田末男・外西寿彦・古謝将雄・鳥居重光らとなっています。なお、昭和二五年の栗生の人口は、一七二二名です。

(三) 村落立診療所の新築開業——昭和三〇年

民家から出発した区営診療所の新築が、約六年後の昭和三〇年に達成されます。『山崎時造覚え書き』には、次のような記載がみられます。

昭和三〇年　区営診療所完成　　本館・手術室・病棟

村補助金：二十万円。寄付金：二十五万八千百五十五円。不用品販売：七万三千九百二十五円。

診療所会計より：二十八万二千六百八十一円。

総計　八十一万四千七百六十一円。　奉仕人員のべ　千四百三十七人。

この診療体制の整備を新聞、「中間決議録」からみてみます。

①新聞は伝える――部落診療所を新築（昭和二九年一〇月二五日：南日本新聞）

部落診療所を新築

下屋久村栗生　熊毛ではじめて

（西之表）離島屋久島で俗に島ドマリと呼ばれ最も不便な地域である下屋久村栗生では、無医部落の悩みを部落民の総力で解決しようと起ち上り、二十四年十月いらい部落経営診療所を設立、県立病院の好意で医師一名を交替勤務で派遣してもらい、民家を借り受けて診療を続けていたが、木の香新らしい新築診療所が近く出来上り、月末に落成式を行う。

平屋建八十坪、うち病室二十坪で工費百万円、国有林払下の屋久杉材を使用したスマートな建物で診療従事者は医師（産婦人科）一名、看護師二名。

「熊毛でははじめての部落診療所が今度は立派に出来上がりました」と喜びながら羽生栗生区長は次のように語った。

「二十四年、開設の日に新任の医師の手で帝王切開が行われ絶望の母子が命拾いした感激の店開きでしたが、診療所建設には村当局の補助も頂いており、こんごますます充実した内容にしたい考えです」。へき地の無医部落解消にもっと関係方面の援助が望ましい。

②地域住民の働き――「中間決議録」

栗生のみではなく、中間の住民も協力しています。「決議録」から、昭和二四年から二九年までの区営診療所開設への寄付金や医療費に関する情報が得られます。

昭和二十五年二月二日　役員会
　診療所の件
　一万円の四分の一当区負担金二千五百円を各戸負担とし現物として砂糖二十五斤
昭和二十六年一月四日　役員会
　付帯事項区費分担金並びに徴収について
　　腹案　従来医療費は別途なるも区費として一括分担徴収をなし区より診療費の支払をし
　　　　ては如何
昭和二十八年六月十九日　区臨時総会
　栗生診療所医師雇入に関する件

右の件栗生診療所委員と交渉し（往診費・初診費）年五万より七万円程度にて交渉致すこと満場一致にて決定す。尚右に対し交渉委員として区長、副区長、日高△、岩川△△四名を以て交渉する事に決定

昭和二十八年

診療所関係栗生より相談の診療費増額の件についてはあらためて研究することに決議

昭和二十九年

協議事項

栗生診療所新築寄付金の件（三万円）

診療所開設からの状況将来の運営のあり方にまで言及した上当局原案通り各戸三〇〇円宛の寄付拠出を承認す

この記録からは、昭和三六年の国民健康保険制度開始までは、戦前までの雇医関係が継続されていたと考えます。区民の物的負担が砂糖になっていること、寄付負担は各戸ごとになっていることがわかります。ただ、初診費・往診費は、戦前同様に村落が負担していたと考えます。

（四）新聞が伝える昭和三〇年代の医療環境

さて、昭和三六年から皆保険制度が施行されましたが、昭和三〇年代中期の熊毛・屋久島の医療

環境はどのようになっていたのでしょうか。

昭和三四年四月二六日

○無医地区に一万名　種子・屋久　恵まれぬ医療施設

種子・屋久の両離島からなる熊毛郡には今なお一万以上の人たちが医者のいない地区に住んでおり、いざ病気というときは四、五里の道を歩いたり、バスにゆられたりしながら診療に行かなければならないという文化に恵まれない生活を営んでいる。（後略）

昭和三五年一二月四日

○現地は訴える　離島の住民の保健

（前略）去る九月屋久町中間と栗生両部落に発生したセキリ患者は、保菌者を含めて一一〇人を突破した。八月ごろから腹痛や下痢患者が出ていたというから、野放しに菌がばらまかれたわけだ。最初に患者を出した中間部落には医者がおらず、隣部落の栗生の医者にかからないまま自家治療したため、とんだ結果を招いたのだろうと西之表保健所は語っている。（後略）

昭和三〇年代の熊毛郡には、医籍上で三〇名前後の医師がいました（表6―2、三〇一ページ）。それでも無医村は解消されず、交通も不便であったようです。「文化に恵まれない生活」という表現は、医療が暮らしと不可分となってきたことを表現しているのでしょうか。また、赤痢が発生していますが、『栗生小学校沿革史』では、次のように記載されています。

昭和三五年

九月下旬中間地区に赤痢発生

保健所の協力により消毒、検便の結果、保菌者五〇余名中間公民館に隔離防疫に務。後栗生にも発生を見全区検便、保菌者を二回にわたって公民館に隔離す。（死亡者なし）

新聞では、患者数一一〇名となっていますが、死者はありません。そして、「保健所」が「流行病」の第一線で機能し、医療環境は改善しつつあったものと思います。それは『沿革史』のなかの、次のような記載からもうかがえます。

昭和三七年

六月：レントゲン間接撮影

七月：精密検査――児童三名受診。歯科検診

一二月：インフルエンザ予防注射

（五）常駐医師の時代――昭和三五～四四年

区営診療所開設から一〇年間は交代制の医師派遣でしたが、昭和三五年から新牧医師が、それ以降の約一〇年間の診療を預かることになります。

昭和三五年　　　新牧一馬医師赴任
昭和四一年二月　　診療所焼失　以後民家を借り受け診療
昭和四四年八月　新牧医師引き揚げ
町営診療所開設（八月）　鹿大第一内科医師派遣

『山崎時造覚え書き』によると、昭和三一年以降は担当医の請負経営方式を採用したとありますが、詳細は記載されていません。ただ、昭和三六年四月に国民健康保険法が施行されていますので、新牧医師の医療は公設民営であったと考えます。

昭和三五年から常駐医となった新牧医師は、区営診療所で診療を行っていましたが、昭和四一年診療所が焼失したため、民家を借り受けて診療を継続しました。そして、昭和四四年八月、町立診療所の開設を待って鹿児島市に転居、開業しています。

二　区営診療所から町立診療所へ（昭和四四〜五五年）

町立診療所の開設に際して、栗生区民はどのように動いたのだろうか。残念ながら、前回の区営診療所の建設のような資料は見当たりません。ここでも、「中間決議録」をみてみます。

（一）地域住民の動き——町立診療所への移管の時期

昭和四三年　「中間決議録」

A氏　区費四百円について説明を願う
区長　診療所の寄付も考えていると説明あり
B氏　予備費からでなく科目を組んでほしいとのべる
A氏　予備に組む場合は、はっきりと説明の出来る予算であってほしいとのべる
区長　絶対に生じてくる問題であると説明あり
C氏　町の建物であれば地元負担はあると思いますので科目を設定していただきたいとのべる
区長　予備費の件について了承を願う
D氏　入院室は所有権は町にあるのか部落にあるのかとただす

区長　まだそこまでは勉強していないが部落にいくらかの寄付が来るかわからないのでその時のことを考えていますとのべる
A氏　入院室の負担金ははぶいて頂きたいとのべる
D氏　入院室は町の予算はたてていないので地元負担はあると思いますとのべる
E氏　入院室の件について栗生だけで建てる場合は関係しない方が良いとのべる
D氏　入院室の負担金は当然くると思いますとのべる
A氏　栗生だけで建てるのではないかとただす
区長　栗生だけでは出来ないと思いますとのべる

さて、この「協議録」は、これまでとは違っています。直近の栗生区営診療所設立（昭和二五〜二九年）では、中間区民も金銭的負担をし、そして、往診費や初診費の交渉を栗生と行っています。また、「診療所開設からの状況将来の運営のあり方にまで言及した上当局原案通り」決議しています。今回の町立診療所設立でも、中間区民は負担を覚悟しており、それをどのようにするのかが議題となっています。「決議録」では五名の住民の意見が述べられ、それに区長が回答しています。しかし、具体的な負担や入院室の問題は、中間区では決定できないことが明らかになっています。

たしかに、多様な意見が出され民主的に決定される時代の到来となっていますが、これまでは自分（村落）たちで決定できたことが、「町立診療所」となったことにより自治的な姿が失われつつある記録、と考えます。

そして、左記の規模の「屋久町立栗生へき地診療所」が完成します。

診療所規模：木造建物――本館八七㎡。病棟七〇㎡。待合室一四㎡。医師住宅四七㎡。病室・病床――三病室、六病床。

勤務職員：事務長一名、事務職員一名、看護婦二名、守衛一名、運転職（兼務）二名。

主な装置：X線撮影・透視装置。生化学・血液検査装置。心電計。

(二) 派遣医師の時代――派遣医の記録

人員、装置もかなり改善されていますが、医師はどうなったのでしょうか。

医師は当時の鹿児島大学第一内科から一～三カ月交代で勤務する体制がとられ、この体制が約一〇年間（昭和四四～五五年まで）維持されることになります。

この間の資料は残っていません。平成四年に診療所が移転新築されていますので、廃棄されたのかも知れません。そこで、当時勤務した加計正文医師に原稿を依頼し、赴任した頃の思い出を語っていただきました（『要覧』）。その『要覧』から、さらに抜粋して転記してあります。

栗生診療所勤務の頃の思い出（加計医師：昭和五三年四月赴任）

「栗生診療所へ出張して下さいと当時の医局長からいわれ、何もわからないまま赴任したのは春の到達が肌に感じられる頃だったと思います」。

「翌日からの診療所の始まりには多少の不安もありましたが温かい人柄の方々に接して何やら勇気がわいてきたような気がしました。驚くことに、患者さん方は朝早くから診療の受付のためにこられていて朝九時頃には待合い所もあふれるほどでありました。ほとんどは高血圧の患者さんと変形性膝関節症（長年農作業をされ重いものを運んだり歩いたりされてきたためでしょう）の患者さんが多い様に思いました。しんまいの私のような医者でも必要なのだと感じながら、一生懸命に診療に励みました。二名の看護婦さんに助けられて外来の診療はたいてい午前中で終わり、午後には往診を二～三件すると午後四時頃には暇になりました」。

「私が赴任中に日本光電から心電図の電話伝送システムという機械が設置されました。これは、心電計に電話の受話器がセットできるようになっていて実際の心電図をこの機械で記録しつつ電話でデータを送ることができるというものでデータは大学の一内科に送られるようになっていました。一度このシステムを利用して実際の患者さんのデータを送って診断していただいたことがありましたが一応この方法は成功したように思っています」。

「栗生の診療所で初めて自分で薬を調剤することも覚えました。連休になると帰省した方々の子供さんが熱を出したりしてよく時間外の診療をしたりしました。中には小外科の治療（簡単な縫合等）もありました。幸い救急患者で緊急輸送しなくてはならないような事はありませんでしたが、あっという間に出張期間は過ぎていきました」。

この時代は、大学病院との連携、というよりも大学「医局」との連携により、多くの離島の自治体立診療所が医師の派遣を受けていました。屋久島でも、栗生、永田（昭和三九年）、口永良部（昭和四一年）の町立診療所がそうでした。

さらに言えば、日本独特の「医局制度」により、離島や僻地への医師派遣による「地域医療」の習得をも含めて、うまく機能していた時代とも言えます。このことが、加計医師の文面には表れていると考えます。

三　苦難な時代の医師の訴え（昭和五五〜平成八年）

一〇年間続いた短期派遣医師の時代は、適任者を得て、常勤医師の時代となります。昭和五五年より、里鶴鳴医師が赴任することになりました。医籍では、大正一三年生、昭和二四年順天堂医専卒であり、昭和五五年六月から平成八年三月は診療所長、平成八〜一一年は嘱託医として、二七年の長きにわたり勤務することになります。

この間を振り返った退職直前（平成七年：七二歳）の文章を読むことにより、当時の離島医療の問題点、勤務医師の悩みを実感していただけます。なお、この文章も『要覧』からの再引用となり、要点のみを抜粋してあります。

（一）離島医療の問題――町立診療所医師の悩み

豊かな自然に住む人々も、こと医療に関しての要望は当然都市部の人たちのそれと全く同様である。人口一万四千、八医療施設を擁する屋久島での医療に対する要望及び意見は、

（1）時間外・深夜・いつでも、外来診療及び往診をしてほしい。

（2）重症患者を入院させる病院の設立を望む。

（3）眼科・耳鼻咽喉科外来の常時診療を受けられる施設の設立。

過疎化が進み、しかもお椀をふせたような地形のこの島では、人口が各集落に分散し、一箇所に密集しないので、地域の中核病院の経営の目途が立たない。患者の鹿児島市内への流出は予想を遥かに超える。

環境文化村構想や世界自然遺産登録を追い風にというよりは、マスメディアの情報の影響で、屋久島の観光客が激増している。島民はこの現象を余り喜んでいないようだ。夏休みや連休期間は人口が倍増する。真夏と真冬には重症病人の発生がピークに達する。

去年の夏休み期間から年末年始にかけて、私は五、六回も救急ヘリを要請して急患を鹿児島の病院に搬送した。今年夏休み期間にも二回ヘリを要請し添乗した。脳挫傷・くも膜下出血・脳梗塞・腸閉塞・溺水や急性呼吸不全等の一刻を争う重症ばかりであった。その半数は県外からの観光又は帰省客であった。島に最低でもＣＴ検査の設備があって、かつ輸血ができ、腸閉

塞の手術を施行できるコンパクトな中核病院があれば、どんなに助かるかといつも思う。

島の開業医も年ごとに減っていく。去年一年で死亡一名、再起不能の重症に倒れた医師一名、開業医からパートに転向した方一名。しかも後継者がなかなか見つからない。

屋久島医療の中核となるべき施設としては両町で管理する施設を造り、県医師会による一部スタッフの派遣を期待し、地元医師会員の人的協力を得て、最大限に経営の安定を計るべきだが、国からの助成金がなければ結実は難しい。

民営の病院の誘致も囁かれる昨今であるが、赤字経営で撤退ということであれば、いたずらに地域医療に混乱を来すばかりである。

二次医療ができる先進設備をそなえた中核病院を一日も早く造るよう当局に望むものである。さもないと国内外の観光客も安心して島に来られない。

地域医療に携わって初めて、それが病院勤務にもまして、責任が重く、いかに心労が多いことであるかが分かった。「医者という聖職の夫ようやくに死と引きかえに自由となりぬ」と詠んだある医師の妻がいたが、医業は自由業ではなく不自由業である。


地域住民の要望に寄り添いながらも、救急医療の現場の多忙さなどが語られています。

世界自然遺産の登録は平成五年（一九九三）です。文中に三人の医師の状況が述べられていますが、死亡一名、再起不能一名とは戦後混乱期から、パート一名とは昭和四〇年から開業してきた医師のことです。また、七二歳で救急医療に携わった里医師の「医業は自由業ではなく不自由業である」との言葉は、二七年間も「離島・地域医療」に尽くしてきた医師の悩みをよくあらわしています。

四　新聞「投書」欄――「患者本位の医療」について

「医師会」は、自分たちの理想とする「病院」の建設には成功しませんでした。そして、平成九年「総合病院」が開設されます。筆者にも、思いもよらない新聞の投書欄での住民の意見が突き付けられます。投書は、筆者の勤務する「町立診療所」に関するものでした。住民の意見と、筆者の回答を記録しておきます。

◎患者本位の医療を望みます（平成一〇年）

私の住む島に昨年七月、島の医師会の猛反対を受けながら、島民悲願の二次医療の可能な総合病院が開設された。

それにもかかわらず、急患が医師会所属の先生たちの診療所に運び込まれると、町の中央から三十キロも離れたＣＴの設置された町立診療所へ移送し、重症患者はそこからヘリコプターを要請し、鹿児島市内の病院へとさらに移送される。その間、六、七時間の貴重な時間が経過し、患者の容態に大きく影響する事例が繰り返されているのが現状です。

せっかく二次医療の可能な現代医療機器をそろえた総合病院が島内にあるのだから、病院との故なき確執を捨てて、患者の立場にたった医療を心がけてほしいものです。

総合病院開設以上の「医療ビッグバン」が近い将来必ず来ることも予想される中で、生き残る道は医は仁術の精神であると思います。患者の立場を無視した医療は、自分で自分の首をしめていることに早く気づくべきです。

◎患者本位の医療を実践しています

五月一四日の本欄に屋久島の救急医療についての投書があり、本島の救急医療に関わる者として的を得ない意見として怒りを覚える。

本町では九年度に二一件のヘリ緊急搬送があり、脳、心疾患等の救急かつ高度医療を要する病気が主で、現在でも島内には専門医は常駐していないのが現状です。患者本位の医療をめざす私達としてはヘリに同乗して島外に移送せざるを得ない。

当診療所は昨年四月CTを設置し、この一年間で救急医療を要する脳疾患六名を診断し、ヘリにより約三、四時間前後で移送し、五名を救命しています。CTによる正確な病名と重症度診断をもとに専門医へ移送することが肝要で、投書の批判は、的はずれです。さらに搬送先を含め患者、家族の皆さんの了解のもとに行います。

医は仁術の精神は、大きな病院よりも私達のような地域に密着した診療所にふさわしいものと心得、日々患者本位の医療の実践に心がけています。

屋久町栗生診療所長：藤村憲治

医療の選択は地域住民に任されていますので、その声は大事です。しかし、「二次医療の可能な現代医療機器をそろえた総合病院」という言葉だけで、医師はその病院の能力を評価しません。また、「病院」医療が優秀で、「診療所」医療は劣っているとの評価にも与しません。いずれにしても、投書にみるように、医師の立場と住民の立場は乖離することがあります。その間を埋めるのは、会話による相互理解しかないと思います。

第三節　平成期の町立診療所を記録する

明治・大正はもちろん、戦後に至るまで、医師や診療所の確認はできても、その診療内容や患者動向、疾患分類などは不明のままです。そこで、平成期の町立診療所の概要を記録しておきたいと思います。

以下の統計は、筆者が一〇年間（平成八年四月〜一八年三月）の医療をまとめた『屋久町栗生診療所要覧Ⅱ＝一〇年の歩みと離島医療概要＝』（二〇〇七年九月）からの要約です。

一　町立診療所の概要

(一)屋久町栗生診療所開設届

当診療所は、昭和四四年「屋久町立栗生へきち診療所」として開設され、鹿児島大学第一内科の派遣医師により昭和五五年まで、昭和五五年六月から平成八年三月までは里鶴鳴医師により、平成八年四月から現在まで藤村憲治医師にひきつがれている。

この間、平成四年に「屋久町栗生診療所」と名称変更し、現在位置に新築移転され、医療法上の開設届は有床診療所となっています。また、標榜科は内科と耳鼻咽喉科で、耳鼻咽喉科は平成四年から鹿児島大学耳鼻咽喉科医師の派遣により診療を行っています。平成四年移転時の病床数は三病室、六病床で、現在は一病室、二病床と減じていますが、ここ一〇年間は入院の受け入れはありません。

(二)主要保有機器

平成四年の新築移転時に基本的医療機器は購入・設置されています。その後、平成八年以降にヘリカルCTや電子内視鏡などの高度医療機器の充実がはかられました。平成一六年からは、CT管球や一般医療機器の更新の時期となっています。

今後は、在宅医療用機器の充実と医療のIT化が当診療所の重点課題になります。

主要保有機器の一覧は表6―7のようになっています。

表6－7　主要保有機器

種　　類	設置年
ヘリカルCT	9年
X線透視撮影装置	4年
電子内視鏡	
・胃ﾌｧｲﾊﾞｰ・大腸ﾌｧｲﾊﾞｰ	8年
超音波	
・腹部・表在・心臓	17年
・携帯用超音波	17年
ホルター心電計	11年
自動体外式除細動器	18年
耳鼻科診察器具	
・喉頭ﾌｧｲﾊﾞｰ	4年
・標準聴力検査装置	11年
遠隔診療支援システム	14年
画像・離島僻地医療教育支援システム	18年

二　診療統計

(一) 診療圏と受診者層

月間受診者の集落別分布（平成一八年三月）では、当診療所の診療圏は屋久島西部地区となっており、地域としては平内までの受診者数が八一％を占め、栗生、中間、湯泊住民の三〇～四〇％が当診療所を〝かかりつけ医〟としています（表6―8）。

受診者の年齢分布は二〇歳以下一〇％、二〇歳から六五歳三一％、六六歳から七四歳二三％、七五歳以上の後期高齢者が三六％となっています（表6―9）。

(二) 疾患別患者数の推移（表6―10）

おおよその疾患傾向を見るために、平成一四年度から一〇月に主な病名別患者数をレセプト（診療報酬明細書）から概観しています。九年は参考として、患者登録を行った三八〇名の病名別となっています。

平成一八年一〇月の慢性疾患病名の総数は一四三五件で、月間総患者数は五三七名ですので一受診者に三病名となります。高血圧患者が約六割、腰痛は約三割、糖尿病は約二割となっています。また、年間の延べ受診患者件数を示しました。

（三）死因と死亡場所（表6―11）

平成八年四月から平成一八年四月までに、当診療所を受診した患者さんの死亡場所別統計を作成した。

島外病院での死亡三四名（二一％）、島内病院四七名（二八％）で、在宅・診療所の患者さんは、当診療所で死亡診断書または死体検案書を作成した数になっています。

病名別にみますと、癌患者五九名（三六％）、

表6－8　集落別人口と月間患者数（平成18年3月）

集落	集落人口			患者数		
	男	女	計	男	女	計
栗生	273	302	575	74	150	224
中間	140	141	281	46	63	109
湯泊	119	117	236	33	40	73
平内	334	337	671	30	24	54
小計	866	897	1763	183	277	460
他島内				54	43	97
島外				6	6	12
総計				243	326	569

表6－9　受診者年齢分布（平成18年3月）

年齢	0～6	7～19	20～65	66～74	75～84	85以上
人数	19	37	175	132	159	47
割合	3％	7％	31％	23％	28％	8％

頭部疾患一九名、心疾患一八名となっています。また、胸部（肺）は肺炎を最終診断としていますので死亡者数が二四名と多くなっています。

事故・自殺一七名を除く六七名（四一％）が在宅死となっています。

以上は一〇年間の診療統計ですが、その後を含めた一六年間の統計は別の機会に明らかにしたいと思います。

診療所設備は、私の放射線医、消化器内科医という経歴によるものが大きく影響しています。また「在宅医療」、「訪問看護」重視の方向性による、持ち運びできる装置がおおくなっています。診療圏は、約半径一〇km以内で、患者数の八割を占め

表6－10　外来患者の慢性疾患分布

疾患＼年	患者数		
	9年	15年	18年
高血圧症	180	268	305
脳卒中後遺症	28	61	88
心疾患	43	73	78
糖尿病	39	98	123
高脂血症	101	120	117
高尿酸血症		15	17
胃十ニ指腸潰瘍	9	27	96
逆流性食道炎	11	49	54
ｳｲﾙｽ性慢性肝炎	9	13	10
気管支喘息	21	34	22
閉塞性肺疾患		26	20
甲状腺機能障害	14	15	18
腰痛症		187	171
変形性膝関節症	87	133	166
肩関節周囲炎	48	91	100
骨粗しょう症	24	35	50
月間患者総数	380	550	537
年間延べ患者数	15823	16019	14456

ます。また、島外患者二%は、「世界自然遺産」の恩恵でしょうか。

大正一二年統計、昭和二八年統計と比較しますと、明らかにいわゆる「生活習慣病」がほとんどです。おなじように死亡傾向も、癌、心血管、呼吸器疾患となっています。

診療所圏内の地域住民の五一%は「在宅死」でした。そして、島内病院二八%、島外病院二一%となっていました。しかし、その後の統計(平成一八年以降)では、「在宅死」が顕著に減少していきます。

表6－11　死因と死亡場所

死因	在宅	島内	島外	計
癌	29	14	16	59 (36%)
胸部(肺)	7	15	2	24 (15%)
頭部	5	6	8	19 (11%)
心疾患	13	3	2	18 (11%)
腹部	0	1	2	3 (2%)
老衰	13	0	0	13 (8%)
事故	11		1	12 (7%)
自殺	6			6 (4%)
その他		8	3	11 (7%)
計	84 (51%)	47 (28%)	34 (21%)	165 (100%)

*平成8年4月から平成18年4月までの集計

終章　「離島の医療史」から学ぶこと

本書の主題は、明治・大正・昭和戦前期に、屋久島に足跡を残した医師たちを掘り起こすことでした。「医籍」での医師たちの足跡は、多くは「点」としてとらえられました。さらに『郷土誌』や「村落所有文書」などを加えることにより、「面」としてとらえる努力をしましたが、それを組み立てる資料が限られるため「物語」を必要としました。

また、村民の生活や暮らしに、もう一つの焦点を当てました。それは、その時々の「村落」の状況をみることにより、逆に医師たちの「面」が浮かび上がってくることを期待したからです。

さらに、離島に生きる医師と人びとが、中央の政策のもとでどのような対応をしたのか、すなわち、中間村（栗生村）→下屋久村→熊毛郡→鹿児島県→日本という、周辺から中央をみる視点も念頭に置きたいと思いました。

本書は、筆者が離島医療の衰退を感じるなかで、屋久島の医療史を掘り起こすことにより、離島医療の問題や課題を歴史的に明らかにし、その解決の糸口を模索したい思いもあります。筆者の能力を超える課題ですが、本書を終えるにあたり、現在の認識を述べておきます。

本書では、明治維新を起点にして、おもに戦前の約七五年間（一八六八～一九四五年）の「離島の医療史」を「物語」りました。その要点は、次の三つになると考えます。一つは「村落」の暮らしの変化、二つは「医療」に対する住民の期待と対価（診察費・往診費・薬価など）の支払い、三つは離島で働く「医師」の異動や確保の問題でした。

暮らしの変化は、『郷土誌』などでその経緯を追うことができました。「医療」への期待と対価についても、川村・梅田文書、医師と住民の契約書、「中間決議録」などから把握が可能でした。そして、「医師」の異動や確保については、「医籍」や「村落誌」などをもとに、大きな流れは追えたものと考えます。

一方、戦後から現在までの七五年（一九四五〜二〇二〇年）については、駆け足で述べましたので、離島医療の具体的課題の歴史には言及できませんでした。ただ、戦前期と変わらない前述の三つの問題が、形を変えて底流にあると考えます。そして、戦後の大きな変化は、戦前の問題——医師免許、医療報酬、医療保険など——が「制度化」されたこと、「高度医療・先端医療」の進歩、さらに「医療」が生活や暮らしのなかで不可分（「医療の社会化」）のものとなったことにあります。

新村拓は『医療化社会の文化誌』（一九九八）のあとがきで、「現代から出発した問題解決型の医学・医療史」と「過去から現代を照射するかたち」の医療史を、「歴史の文脈の中で複眼的に整理する」ことを目指したと述べています。本書では、「現代から出発した問題解決型の医学・医療史」——「高度・先端医療」に対する期待や「地域包括ケア」の構築など——については、十分述べられませんでした。そこで本書は、「過去から現代を照射するかたち」の医療史となります。そのなかでも、医療者と地域住民との相互作用の場という視点で、「離島の医療史」をとらえることが縦軸になっています。

まず、本書の主要な資料である「中間決議録」からの教訓を明らかにし、「過去から現代を照射するかたち」の医療史を、私見をまじえて述べます。次に、「離島の医療史」と「日本医療史」を比較し、そこから、これからの「僻地医療の問題」がどのように関わってくるのかということを、総論的に述べておきます。

第一節「中間決議録」の教訓

新村は『日本医療史』(二〇〇六)のあとがきで、「どういう医療のあり方が望ましいのか。将来を見すえた対応をしていかなければならないが、そのためには人びとがこれまで医療とどう向き合ってきたのか、一度、いのちを守る闘いの歴史を振りかえってみる必要がある。それは現代の医療を相対化させる作業である」と述べています。

本書では、「中間決議録」が縦糸となっています。この文書では、歴史の流れが、住民の側から記録されていることが重要です。すなわち、人びとが「医療とどう向かい合ってきたのか」、いかにして「いのちを守る闘いの歴史」を築いてきたのかが記録されているのです。

筆者はその教訓を、次のように考えています。

一　村落共同体と自律性

すでに多くの研究により、戦前の「村落（ムラ）」についての評価はなされていますし、「中間村」も、その歴史的評価の範囲内にあります。ただ、「暮らし・生活」と「医療」という視点からみた場合、この文書の価値は高いものと考えます。「医療史」の単位は、国や県単位などと、範囲が広いものがほとんどで、一小村落からの「医療史」を管見することはできないからです。

「村落（ムラ）」は、否定的な側面が多く指摘されていますが、現在の私たちにとっては、学ぶべきことも多いと考えます。昭和一五年に屋久島を調査し、昭和三八年に屋久島を駆け足で訪問した宮本常一は、『屋久島民俗誌』（一九七四）のあとがきで、次のように述べています。

しかし忘れ去られた世界が単に古風であり、また封建的といわれて否定去るべきものではないことは、拙著を読んでいただいて理解できることと思う。漁船が大きくなり、交通が便利になり、食物がよくなるというようなことだけで人間そのものが進歩したとは言えないような気がする。

人間はそれぞれのおかれた状況の中で、自分たちにとって未来を信じ、張りのある生活を建てようと努力する。三〇年以前には三〇年以前の状況の中で精いっぱい生き、それなりにすばらしい生活をたてていた。年老いた人たちがふりかえって過去をなつかしむのはそうした張りのある生活ができたことに対してであって、食物や衣服などのよしあしで物を言っているのではない。

「人間はそれぞれのおかれた状況の中で、自分たちにとって未来を信じ、張りのある生活を建てようと努力する」、その姿は現在も変わりはないように思います。ただ、「中間村」の「医療史」を振り返る時に、明治・大正期を生きた人びとのように、「自立性・自律性」を通して「村落」の運営や「張りのある生活」を、現在の人びとは行っているのだろうか、ということが問われているような気がします。

そのためには、これまでの「村落」の大変化を理解したうえで、新たな方向性を求めることが必要であり、それは歴史に学ぶことを通して厚みを増してくるようになると考えます。地域における「張りのある生活」とは、「自立性・自律性」が根本にあるのでは、ということが筆者にとっての第一の教訓でした。

二　住民と医師との関係

明治期の医師たちは、「医術・医業」からの脱皮を必要としていました。そのために、「旧来の慣習」を打ち破らなければなりませんでした。そこで、直接「人民」に訴えなければならなかったのです（明治二〇年川村・梅田文書）。さらに、裕福な階層がある都会などであれば、富裕層には「高額」の請求をする一方、「庶民」には無料や低額、物納などの「医は仁術」を行うことも可能であったでしょう。しかし、屋久島は貧富の差が少なく、そのようなことは不可能であり、「人民」、「医師」とも「村落および住民の困窮化」を抱え込むことになります（明治四二年、川村医師申し出）。

それは、他方においては、「医師」と「住民」の話し合いを通じて、相互理解が可能となる側面もあります。たとえば、「契約書」（大正期契約書、昭和一七年契約書など）で、明確に相互の義務を明らかにしています。そのなかでは、「医療」に対する考えや期待とその対価の問題があり、必ずしも両者の考えが一致しているわけではありませんが、それぞれの状況の相互理解には役立っているものと考えます。

さて、戦前の「医療報酬」の制度が未整備であった時代を理解することが、第二の教訓になります。それは、「医療」に対する期待と対価（診察費・往診費・薬価など）は、直接的に「人民」と医師の問題であったからです。すなわち、「制度」を作りあげていく戦前の過程と、出来上がった「制度」を運営していく戦後の間には大きな差があるからです。

現在は、「医療報酬制度」や「医療保険制度」の整備がなされ、これらの「制度」をどのように運営していくのかが課題となっています。その過程に、住民の参加や理解があったのかが問われていると思います。さらに、「介護保険制度」や「地域包括ケアシステム」の構築など、新たな現在の課題への対応は、どのようにあるべきかの教訓を含んでいると考えます。ここでは、「患者―医師関係」ではなく「人民―医師関係」であり、住民と医師の関係がどのように変化してきたのか、そして現状はどのようになっているのか、両者の相互理解はどのようにして進むのか、などの問題となります。

三　時代による変化――中央と地方

時代の流れ（国の政策）は当然、離島にも及びます。明治期の暮らしが安定し医師が確保できる時代、生活基盤の大変化（漁業から農林業への転換期）と医師の流動が起きる時代、さらに村落経済の困窮と医師の不足を来す「総力戦体制」の時代、この背景に国の政策の変化があったのです。「協議録」からみると、「村落（地域）」と「医療」の関係が変化する端緒は大正期にあったと考えます。明治期の物納および金銭による報酬体系から、金銭のみによる医師報酬体制が大正一三年には明らかになっているからです。また、住民に対しても「各戸弐円五十銭の時価に相当する甘藷を拠出」となっています。それまでの「自給経済」から「貨幣経済」という大きな変化（生活基盤の変化＝漁業から農林業への転換期）にのみ込まれていくことをあらわしています。もちろん戦後の「協議録」は、ほとんどが金納となっています。

そして、昭和四四年の「決議録」での、多様な意見が表明されると同時に、自分たちでは決定できない「町立診療所」の運営問題は、「村落自治」の後退として筆者はとらえています。いずれにしても、暮らしと「医療」が切り離されて考えられるようになってくることになります。ただ、「村落」の住民はその時代の流れに身をまかせたのではなく、「自律」の精神は生きていたのです（下屋久村生まれの医師たち、村立診療所の設立、国民健康保険の端緒）。それが「村落」としての本来の機能であったと思いますが、大きな流れ（国の政策）のなかでは、十分に機能が発揮できなかったのです。

さらに、「流行病」に対して適切な医学的対応手段を持たない戦前においては、直接的に村落や住民が対応してきたことも記憶にとどめておくべきです（衛生組合、楠川の腸チフス病流行事件）。時代の流れ（国の政策）が大きく変化することは、たびたびありますが、前述しましたように、「制度化」に対してどのように向き合うのかを、もう一度考えるべきだと思います。これが第三の教訓になります。すなわち、「ボトムアップ」（制度を作りあげる作業）か「トップダウン」（制度を消化する作業）か、という課題です。

四　現在の地域住民の課題

私たちは、進行する超高齢社会のなかを、整備された「医療制度」と「高度・先端医療」の恩恵を受け、さらなる長寿社会を生きていこうとしています。しかし、「超高齢者医療」と「医療の高度・

専門化」とのミスマッチが問題となっています。そこで、このミスマッチを統合すべく、「高齢者の人生の質（QOL）」の増進を目的に「地域包括ケアシステム」という「制度」を確立する時代を迎えています（猪飼、伊関）。この過程では、「医療の限界」や「医療者の責務」と同時に、これからは需要側の「住民の意識」も変えていくことが求められます。

まず、現在の地域住民の課題を、伊関（二〇一四）をもとに要約すると、次のようになります。

地域の人々のつながりが希薄化し、個人・家庭が孤立する可能性は都会のみならず、僻地でもその傾向はみられます。孤立と不安の影響は健康に出やすく、また、個人の孤立は自分の体への「無関心」につながりやすい。人と人との間の信頼が薄れ、住民・患者が「自分だけよければ」と考えて資源を使い尽くせばたちまち資源が枯渇することになります。

国民皆保険達成により、一定の品質の医療を提供することが可能になりました。その一方、医療機関の普及は、住民にとっては、あって当たり前のものという意識が強くなり、医療の「浪費」を生むことになります。一方では、医療や福祉に市場原理を導入することで、低価格の一定の品質のサービスを提供することができる利点はあるものの、住民の連帯という意識は薄くなり、個人の孤立を加速させる面があると考えられます。

高齢者の絶対数が増えてくることで、国民健康保険などの医療費の支出が増大し、医療保険財政が破綻する危険性と国民皆保険制度の崩壊の危機が叫ばれます。

社会保険の「相互扶助の考えから、国民皆がお金を出し合い、皆が平等に医療を受けることを目指す」という意義を理解し、社会保険制度自体が、水や空気のような当たり前のものになっていないか、先人たちが苦難の道を歩みながら築き上げてきた財産であることを再確認する必要があります。

伊関は「これからの地域における医療の課題」において、「時間的な視点で課題をみる」と、国民の超高齢化、個人の孤立（社会的な連帯意識の欠如）、国民皆保険制度の崩壊の危機、であるとしています。その解決に必要なこと、自治体病院の課題の検討については、原著にあたっていただき、ここでは「地域づくり」の問題を考えます。

伊関は、「医師の勤務する地域づくり」、そして「医師が働きやすい環境づくり」を取り上げています。そのなかで、住民の意識の問題および課題を、次のようにまとめています。

（一）医療者と住民の間の意識の差

「医師は医療のプロフェッショナルとして、納得できる仕事をしたいし、技術向上も図りたい、知的関心も高めたい。患者さんの尊敬・感謝もほしいし、すばらしい仲間と仕事もしたい。自分の時間がほしいし、何よりも眠りたい。労働に応じた対価としてのお金もほしい」。

「その一方、住民（患者）は、二四時間いつでも、最高水準の技術で診てほしい。待ち時間は短く、できるだけ医療費はやすいほうがよい。また、医療には、同じ治療を行っても結果に違いがある『不確実性』が存在するが、なかなか理解できない。医師は、お金持ちだから、少しぐらい仕事がきつくても当然（医師の立場からすれば限度を超えているのであるが）という意識もあるように思われる」。

言うまでもなく、医療者側の意識は、第五章の三人の医師の文章のなかでの思いと一致します。しかし、「両者の間の意識には大きな差が存在する。多くの住民が医療に関して『お客様』で、限られた資源を利用する『当事者』であるという意識は少ない」。

（二）根底にある「人任せ」の意識

「住民のこのような意識の根底に、歴史的に続いてきた『お上頼り』の意識があるように思われる」。「地域に問題が起きても、……お上の行動を期待し、自分たちでは問題の解決には動かない」。「このような意識が、医療の場面では、医師や医療機関に『お任せ』の意識を生んでいるように思われる。医療に関して『当事者』というより『お客様』の意識が強い。『お客様』であるから、相手（医療者）の立場を考えず、先に述べたような無制限の要求をしてしまう」。

ただし、この「お上頼り」は必ずしも以前から続いてきたのではなく、「中間決議録」にみるように、時代の変化に応じて「村落」意識の衰退とともに強くなってきたのです。

（三）地域医療の「当事者」としての住民

「最近、地域医療を守る『当事者』として、住民が医師の立場に立って物事を考え、地域の医療を守ろうという運動が全国に広がってきている」と述べ、事例を紹介しています。

このような住民の動きには、歴史的な背景もあり、それは屋久島における「村立診療所」の設立や、国民健康保険の端緒の活動に通じることになります。いずれにしても、「医療者と住民、行政が地域の医療の『当事者』として共によい地域をつくっていく動きをさらに広げていく必要がある」と結んでいます。

(四) 地域医療の再生

伊関は「自治体病院の変革を起点にした日本の医療再生」の項では、「その地域の住民の意識レベルが、地域医療のレベルと連動していることを感じる」と述べています。

これまでの地方自治体の政策は公共事業主導の政策が中心であったが、「これからの地方自治体は、後期高齢者が急増する中で、地域の安心を守るために、いかに安定的に医療やサービスを提供していくかが課題となる。特に、地域の医療は医療者という第三の関係者が存在する。医療者は、住民や行政がすべて『人任せ』で働きがいのない場所であれば地域から立ち去るという性格をもっている」。

「経済の成長は鈍化し、人材や財源という制約も存在する。住民や行政は、医療者と共に地域の医療をつくっていく『当事者』として、一緒になって知恵を絞っていかなければならない」。ただ、「医療という問題は、住民にとって個人のエゴが最も出やすく、意見も対立しやすい問題」ではあるが、

「地域の医療は地域の人が守る以外にない」と結論づけています。

これらは、地域医療再生の仕事で全国を回っている著者の言葉であり、共鳴することが多い。しかし、藩政期のただ支配される立場から、明治期の自給・自律の時代、そして産業基盤を大きく変えていく時代を生きてきた屋久島の住民にとっては、なんら非難されることはない。私たちが、戦後の大きな波に巻き込まれて、その精神を見失ったことを反省しなければならないのではないだろうか。それは「医療」だけではなく、多方面の「地域」の問題解決についてもおなじことなのです。

第二節　「離島の医療史」の教訓と課題

「医療史」では、医療者側からの視点が、多く取り扱われます。しかし本書では、前述のように、「人民」の側からの資料がおもとなっています。前述した、本書の通底する課題は、①「村落」の暮らしの変化、②「医療」に対する期待と対価（診察費・往診費・薬価など）、③離島で働く「医師」の確保の問題でした。これらは、「医療者（医師・制度）」と「人民（地域住民）」の相互関係のなかで変化してきました。

前節では、「人民（地域住民）」の課題をとりあげましたが、ここからは、「医療者（医師・制度）」の問題と課題を、総論的に述べることになります。ただ、その主要な課題は、③の離島で働く「医師」の確保の問題となります。

一 「離島の医療史」と「日本医療史」

本書は「離島の医療史」ですが、その内容は「日本医療史」に深く関わっています。たとえば、新村の『日本医療史』の表題六は「西洋医学体制の確立」であり、その各項は、1「医政」の公布と医学の「近代化」、2伝染病と衛生行政、3医療制度の整備、4人びとの暮らしと病の諸相、となっています。本書でも、その内容はほぼおなじように取り扱われています。それは当然「日本医療史」が「離島の医療史」を含み、規定するからです。それはまた、「点」としての「医師」であり、点としての「文書」ではありますが、「面」としてつなぎ合わせると、当然、その時代の「医療」状況を反映しているからです。

なお、「離島医療史」ではなく「離島の医療史」と表記しているのは、「離島」こそが多様であり個別性があり、一括できないからです。「離島の」とは個別のという意味で、ここでは「屋久島の」と意識しているからです。

二　「離島の医療史」の特徴

日本の医療政策などの「大きな物語」に対して、屋久島の「小さな物語」としての価値を見直すことが「離島の医療史」の重要な側面です。たとえば、離島での「医師」供給の問題は、「薩摩藩制下」とのつながり、明治維新後の「医療制度」の整備過程との関連、「村落」の経済基盤との関わりの問題と広がっていきました。すなわち、「地域」特性があったのです。この「地域」特性の認識こそが、現在の「地域包括ケア」の理解に通じることだと考えます。

また、「医療制度」が未整備の状況下での、「住民（患者）―医師」関係という視点からもみておかなければなりません。戦前期において、確かに「医療」への期待はあったものの、「雇医」の決定権、対価（医療報酬）の契約などから、最終的には、「医師」の選択権は住民（患者）側にあったのです。ここには、ぎりぎりの「自己選択」、「自己責任」があったのです。

さらには、抑圧から解放され、未成熟な教育制度のなかにあっても、医師となり屋久島の医療に尽くした医師たちがいました（明治期）。そして、屋久島に本籍はあるが、島外で「出稼ぎ」として医療に尽くした医師たちもいました（大正期）。本書では、「教育」関連の文書を多く記述しています。それは、文書の量からみると、「医療」より「教育」が多いことによりますが、両者とも「公共性」という視点で筆者がとらえていることにもよります。多くをふれませんが、現在「僻地・離島医療」は、離島・僻地での小学校の廃校という問題につながっていることも念頭にあります。

都会の近くの村落、農村地帯の村落、それぞれの地域特性がありますから、「医療」に対する要求や対応も変わっています。屋久島では、歴史的に、「離島」という制約、漁業から農林業という第一次産業内の基盤の変化という制約、これが「医療」を規定したおもな要因と考えます。それは、「村落誌」にしろ「文書」にしろ、残された多くのものは漁業と農林業の文書で占められており、日常生活の維持発展のため、生きるための技法や村落の取り決めが記録されているからです。

人びとの暮らしを脅かし生命の危険をもたらすのは、歴史の流れからは、まず飢饉や飢餓でした。その後は「流行病」の時代となり、離島ではそれは戦後のかなりの時期まで続きます（昭和二八年『屋久島無医部落巡回診療班報告書』）。さらに離島では、「飢饉や飢餓」が完全に克服されるのは戦後の「高度成長期」を待たなければなりませんでした（昭和三〇年代「新聞」）。屋久島の明治・大正・昭和戦前期に生活した人びとにとっては、生きることが最優先であり、「医療」は二の次であった時代が長かったのです。

「医療」とは、人びとの「営み」のなかで具体的に「実践的」に行われているのであれば、その生活の基盤や暮らしを理解し、その時代のなかでこそ考えるべきなのです。

三　通底する課題

明治維新は「江戸時代」を否定し、「西洋化」をはかる時代とされています。その後の医療制度の整備過程でも、そのことは明らかでした。とくに、「自由開業医制度」という日本独自の制度をもつことになり、それは現在も生きています。そして、もうひとつは、漢方医学から西洋医学への転換をとおして、「往診医療」や「在宅医療」という実践や「医は仁術」、「人間を診る」などの理念が、置き去りにされてきた側面を見逃さないようにしなければなりません。

田中圭一は『病の世相史』（二〇〇三）で、江戸時代のまちがった医療常識は、次のように修正されるべきであると述べています。すなわち、多くの医者がいた、百姓は医者にかかった、予防医学の時代、短命ではなかった、互助の精神があった、などをあげています。また、明治維新以降、「病気にならないために日頃何をしたらよいかと考えることをやめて、病気になったら医者の所に行けば治してもらえる」、と思うようになります。そして、「明治以降一五〇年近く経た今日、日本人は再び予防医学に回帰しようとしているかにみえる」と。

田中の指摘は首肯できますが、なぜ回帰するようになりつつあるのか、を理解するためには、「医療史」を含む広範な歴史過程をみる必要があります。このことには、本書では具体的にふれられませんが、基本的には、「近代医学」は細分化・専門化することによって長足の発展を遂げてきたし、現在もその状況に変化はありません。そこでは、人間→臓器→組織→細胞という方向性をたどらなければなりませんでした。このことが、「人間を診る」医療への転換を求め、人生の質（ＱＯＬ）を求め、予防医学に回帰する、逆の過程と考えます。

筆者の「離島の医療史」の理解は、①住民の生活や暮らしの中に「医療」があった、②戦前は「医療制度」の整備過程であり、「流行病」の対応が前景にあるが、それぞれ医師と「人民」は「自律的」に対処し、③そして、「地域（僻地）で診察する事を厭わない医師を生み出」してきた、となります。

筆者は、このような戦前期の理解と課題が現在も形は違いますが通底しており、さらに将来もその課題と向き合わなければならない、と考えています。そして、そこには一般的、総論的問題（大きな物語）と同時に、地域的、個別的問題（小さな物語）があるのです。

以上、「医療史」を総論的にまとめましたが、「地域で診察する事を厭わない医師を生み出すことに失敗してきた」歴史過程をめぐる猪飼の分析を紹介して、本稿を終えます。

第三節　医療者のこれからの課題

さきに、「住民の課題」を取り上げましたが、その前に「医療の限界」や「医師の責務」を取り上げるべきですが、本書ではそのことについては深くふれられません。それは戦後から現在までの

「医療史」を必要とするからです。ここでは、「地域で診察する事を厭わない医師を生み出す」ことについて、猪飼の『病院の世紀の理論』をもとに、概要だけを述べておきます。

一　日本の医療政策における歴史的意識の欠如

猪飼は、二〇世紀に入ると治療医学が進歩し、その社会的期待にこたえる形で、病院が高度な治療機能の担い手となった。この治療医学に対する社会的期待が医療供給システムを規定したという意味において、二〇世紀を「病院の世紀」と定義しています。

そして、医師の偏在、医師の都市化、医師の僻地忌避について、「単に農村部で経営が成り立ちにくいという事実に回収される問題ではなく、医師のもつ上のような先端医療・医学への指向に由来している部分がある」としています。この医療供給システムは、二〇世紀前半に始まっており、現在（二一世紀）はその傾向がさらに強くなりつつあります。

よって、「医療システムの基本構造はという点では、この一〇〇年というもの変化がなかった」。そして、「戦後日本における医療政策が、その場その場の医療問題を解決する対症療法的努力の累積として進展してきた」。日本の医療システムは、「病院の世紀」においてはレールが敷かれていたので、国際比較的観点からみて成功事例とみなされる。だが、「病院の世紀」が終焉することで、政策環境は一変することになり、存在しないレールを足元に探す前に、まずどこへ向かうべきであるかについて深く理解しなければならない。

「医療政策に長期的展望が必要であるとすれば、それを開く上で有効な方法の一つは、ただ未来を想像することではなく、歴史に学ぶことによって、今日の医療がどのような歴史の延長線上に位置しているのか、今日の医療に与えられた歴史的遺産とは何であるかを点検することである」。

二　今日の「僻地医療」の課題

このような二〇世紀前半の医療に対して、今日の医療サービスと「僻地医療」の困難について、次のように述べています。

これに対し、今日では、医療サービスは必須の社会的インフラとなっており、それが保障されなければ人権に対する重大な侵害であると考えられている。これを逆にいえば、医療が届かない地域においてはもはや住むことができないということであり、今日の僻地医療の困難の一つは、この要求水準の高さと、医療の効率性を達成することとの間のジレンマに由来している。

僻地や離島に住む人びとも、「医療サービス」の保障を求めるのは当然です。しかし、現実には「限界集落」といえども人びとの生活や暮らしは続いています。ここでは、「要求水準の高さと、医療の効率性を達成することの間のジレンマ」をどのように解決するのかが、今後の問題となります。
また「無医村問題」は、「農村と都市下層民が疲弊し、従来存在していた医療需要が減少した」、「医師たちによる『開業難』という感覚が、主に都市部の医師数の増大によってもたらされた」、との見方ではなく、第三のシナリオである「医師が町村部における医療を非経済的理由によって敬遠するようになった」と、猪飼は指摘しています。
そして、戦後の医療の変化と僻地医療の課題を、次のように述べています。

戦後において、われわれは医療サービスを権利として受け取ることにかなりの程度成功したといえる。そしてそれはかなりの程度、医療サービスを購入する購買力の問題を社会全体として解決したためであった。今日の皆保険をベースとした医療保障は、この成功を制度的に表現したものにほかならない。だがその一方で、僻地医療の問題を完全に解消することはできなかった。それは、第三のシナリオが進行し続けたからである。

「第三のシナリオ」とは、新しい世代の医師の指向性――先端医療・医学への指向性――でした。そこで、「戦後の僻地における医療とは、このような医師の先端医療への志向と、これらの地域に病院を建設する運動および良好な医療環境にできるだけ早く到達するための交通手段の整備との間の闘い」であったのです。これは、屋久島を含め、多くの離島の戦後医療から現在の医療状況に、おおよそ整合しています。しかし、その結果は、次のようになります。

これらは、専門的な診療に関わりたい医師たちの一定数を僻地の近くにとどめ、また、僻地に住む人びとをそれらの病院に結びつけることに一定程度寄与した。だがその一方で、より根本的な問題の解決、すなわちそのような地域で診察することを厭わない医師を生み出すことには失敗してきたのである。

猪飼の分析から、今日の僻地医療の大きな課題として、一つは、「この要求水準の高さと、医療の効率性を達成することの間のジレンマ」、二つは、「そのような地域で診察することを厭わない医師を生み出すこと」になります。

さて、この課題を「離島の医療史」をもとに、具体的に検討するためには、新たに戦後の「世界自然遺産の島の医療史」が必要となります。さらには、本書では先に二つの転換期を規定しましたが、二〇世紀からはじまる「病院の世紀」は、これまでの外面的な転換（明治維新、終戦）ではなく、内面的（病院の世紀の理論）転換であると、筆者はとらえています。

今日の僻地医療の二つの課題、その根本にある「病院の世紀の理論」、ここでは、今後の問題意識としてとらえるべきことを表明することで、筆をおくことにいたします。

あとがき

『屋久町郷土誌（第三巻）』の編纂後記には、次のように記載されています。

　この村落誌は、先祖代々、ただ食うがために働き、名もなく、貧しく一生を終え、あるいは、貧しいながらも島を愛し、村を愛し、生活してきた人々、困難な経済環境の中で、村落の指導者として村人の面倒を見てきた人々など、縁あって屋久島に生まれ育ち、自然と共に生活したすべての人々の足跡を記録することを目的とした。せめて、名前だけでも歴史に残したいと思ったのである。

おなじように、筆者も屋久島に足跡を残した医師たちを掘り起こし歴史に残しておきたいと思いました。しかし、現在の人びとの記憶のなかには、明治・大正の「医療史」はすでになく、残された記録のみに頼ることになりました。しかも、当事者たちの「言葉」を聞くことはできませんでした。ゆえに、現在ある資料をもとに、筆者の医療経験もあわせて「物語」ることになりました。
表題に「世界自然遺産」を付したのは、自然のみではなく、そこに暮らした屋久島の人びとの足跡にも、想いをはせて頂きたいとの意味があります。

「楠川古文書」の提供や古文書の解読など、たびたびご指導いただいた元奈良大学学長鎌田道隆氏には深謝いたします。ただし、訳文や資料の表現についての責任は筆者にあります。なお、聞き取り調査にご協力いただいた多数の方々のお名前は割愛いたしました。

また、前著同様に本書の刊行にお力添えいただきました南方新社代表向原祥隆さんと梅北優香さんに心より感謝いたします。

本書を公にすることを通して、さらなる資料の提供や情報が増え、あらたな屋久島の医療状況が明らかになることを期待いたします。

二〇二〇年二月

屋久島栗生　藤村憲治

引用文献

＊参考資料は、本文中で明記してありますので割愛し、主要引用文献のみをあげます。

藤村憲治『死因「老衰」とは何か――日本は「老衰」大国、「老衰」では死ねないアメリカ――』南方新社、二〇一八年
福永　肇『日本病院史』ピラールプレス、二〇一四年
布施昌一『医師の歴史　その日本的特長』中公新書、一九七九年
原口泉・永山修一・日隈正守・松尾千歳・皆村武一『鹿児島県の歴史』山川出版、一九九九年
猪飼周平『病院の世紀の理論』有斐閣、二〇一〇年
伊関友伸『自治体病院の歴史―住民医療の歩みとこれから』三輪書店、二〇一四年
宮本常一『屋久島民俗誌』未来社、一九七四年
森　重孝『鹿児島の医学』春苑堂、一九九三年
中村明蔵『薩摩民衆支配の構造――現代民衆意識の基層を探る――』南方新社、二〇〇〇年
大西雄二『宮崎県の感染症　その歴史と風土』鉱脈社、二〇〇八年
新村　拓『医療化社会の文化誌』法政大学出版局、一九九八年
新村　拓『日本医療史』吉川弘文館、二〇〇六年
田中圭一『病の世相史――江戸の医療事情』筑摩書房、二〇〇三年

■著者プロフィール

藤村 憲治 （ふじむら のりはる）

1946年　鹿児島県屋久島宮之浦生まれ
1965年　鹿児島県立屋久島高等学校卒業
1971年　熊本大学医学部卒業。放射線医学専攻
1979年　旧国立熊本病院放射線科勤務
1988年　今給黎総合病院消化器内科勤務（鹿児島市）
1996年　旧屋久町栗生診療所勤務
2012年　同上退職
2014年　鹿児島大学大学院人文社会科学研究科修士課程修了

1980年　博士（医学）
2014年　修士（社会学）

現在　NPO法人サポート&ケア屋久島　代表理事

世界自然遺産の島の医療史
――戦前を生きた人びとと医師の物語――

二〇二〇年十一月十日　第一刷発行

著　者　藤村憲治
発行者　向原祥隆
発行所　株式会社 南方新社
〒八九二―〇八七三
鹿児島市下田町二九二―一
電話　〇九九―二四八―五四五五
振替口座　〇二〇七〇―三―二七九二九
URL　http://www.nanpou.com/
e-mail info@nanpou.com

印刷・製本　株式会社朝日印刷
定価はカバーに表示しています
落丁・乱丁はお取り替えします
ISBN 978-4-86124-436-0 C0047